改装版

藤野　薫　編著

放射線ホルミシスの話

身体が身体を治す
細胞内自発治癒
の時代が来た

せせらぎ出版

もくじ

装幀…原茂樹（アドウエスト）

はじめに ── 我々は神の業《わざ》の仕組みを知ったのかもしれない

世界中で、日々、さまざまな病気と闘われている多くの方々のために、本書を捧げます。本書が、いまだ根治療法のない難病の患者さんたちに、希望の光を与えるものとなることを確信しているからです。「放射線ホルミシス療法」、これこそまさに神の業《わざ》とも思える副作用のない驚異的治療法なのです。

まず本書の前半では、二十世紀の後半になって確認された「放射線ホルミシス」という現象、ついで、その巧みな応用療法である「放射線ホルミシス療法」について述べています。何と言っても、まだ「放射線ホルミシス」にまっこうから取り組んだ書籍はあまり例がありません。ましてや、二〇〇三年に発表された革新的な療法については、ほとんどと言ってよいほど一般には知られていません。これは従来の放射線治療の約十万分の一の弱い放射線を用いた低線量率放射線によるもので、免疫系の理想状態を形成し、さまざまな難病に驚異的治療効果を挙げる療法です。この「放射線ホルミシス療法」は、医学を根本から変革させる可能性を秘めた、日本人研究者による革命的な発見です。

ですから、その概略を理解していただき、その重大な意義を納得していただくことが、本書の大きな使命です。

もう一つの主題は、「放射線ホルミシス」への憧《あこが》れから生まれた、ある革新的技術者による素晴らしい発明の物語です。

本文中でも述べられていますが、米国の宇宙計画に端を発したある外国論文をきっかけに、この「放射線ホルミシス」という現象の重大性に最初に気付き、そのことを国際的に認知させる最初の糸口を作られたのは、日本の　服部　禎男《さだお》　博士（当時　電力中央研究所　初代原子力部長）でした。以来約二十年、服部　博士　は「放射線ホルミシス」の啓蒙に、国の内外で奮闘を続けられました。その間に優れた後継者も誕生していますが、何と言っても　服部　博士　が先達であり、国際的な権威者であることには変わりありません。

（編者）

序 ── 虚偽露見《ウソがバレる》時代

いきなり「直線仮説」などといっても、「何のことだ?」と思われることでしょう。ごもっともですが、実はこれが「二十世紀最大の科学上のスキャンダル」であること、またその理由についてお話したいのです。

「放射線ホルミシス」。これまたあまりなじみのない言葉でしょうが、これは約二十年前に米国ミズーリ大学のT・D・ラッキー博士によって発表され、以後関連研究が積み重ねられてきている非常に重要な科学的事実なのです。これを機会に本書でその概略を理解してください。今までの常識の範囲を超えた、大きな展望が得られるはずです。

「牛乳は子牛にとって完全食品だが、人間には極めて有害であり、アレルギー、心筋梗塞、脳卒中、がんなど、数多くの病気の原因となっている」ことを述べたアメリカ人医師による本が[注1]、先頃出版されました。これは大変にショックでした。この本があの酪農大国アメリカで堂々と出版されること自体も驚きです。

実はこれとは逆の意味で、「放射線ホルミシス」も同じように驚愕させられる事実なのです。行政、企業、業界団体などが包み隠してきた真実が、堰を切ったように、次々に明るみに出ています。どうも二十一世紀とは、そういう時代のようです。

本書の後半では、この「放射線ホルミシス」への憧《あこが》れから生まれたある発明の物語を採り上げています。研究者の当初の目論《もくろ》みからは少々離れた発明品が生まれてきましたが、これが予期に反して、細胞の活性化、自然治癒力の促進、新陳代謝の亢進といった効果を発揮するとする報告

(1) Frank A. Oski, M.D., "Don't Drink Your Milk!" [邦訳] 弓場隆訳『牛乳には危険がいっぱい?』東洋経済新報社(二〇〇三年)

が多く寄せられ、健康維持に新たな可能性が拓けてきました。

詳細はすべてを本文に譲ります。実際に読み進めていただければ、いまここで読者が予期されている以上に魅力的な内容なのではと自負しています。

では、ゆっくりとお楽しみください。

第一章　「微毒は益をなす」

推論がどんなに美しいか、だれが推論したか、その人が有名かどうかなどは問題ではない。それが実験結果と一致しなければ、その推論はまちがいである。これがすべてである。

——R・P・ファイアマン（ノーベル物理学賞受賞者）——

生体の生理・薬理現象については、「大は小を兼ねず、小は大にまさる」といった事例が多々見られます。

古くはすでに紀元前に、ギリシャの医師ヒポクラテス[注1]がこう記しています。「類は類をもって癒す」(Similia similibus curentur)。「過度のストレスは生体活動を抑制し、破壊してしまうが、軽い負荷は生体を刺激する」。

また、四百数十年もの昔、ルネッサンス期（一六世紀）のスイスの医学者・練金術師パラケルスス Paracelsus（一四九三～一五四一）が、「この世に毒でないものがあるだろうか？　どんなものでも摂り過ぎれば毒になる」とか「どんなものでも量次第で毒になる」"The dose makes poison". という意味の言葉を書き残しています。「毒になるか薬になるかは量次第」とでも言い換えることができましょうが、そのためパラケルススは「微量用法の父」(father of infinitesimal doses) と呼ばれることがあります。

ホメオパシー（同種療法）の創始者であるドイツの医師ハーネマン Samuel Hahnemann（一七五五～一八四三）は「健康な人にある症状を引き起こす物質は、病気の人に現れる同様の症状

(1) エーゲ海のコス島に前四六〇年頃生まれ、約八〇歳で没した医聖。健康と病気を自然の現象として科学的に観察し、医術を呪術からひき離した。「人体には体を健康な状態に戻そうとする自然の力があり、それを助けるのが医者の任務である」という考えを示した。

を治癒させる」という現象を繰り返し確認し、その上で、「薬品が少用量で用いられると、ダイナミックな効果を顕す」と言っています。

例として挙げるのに適切かどうかはわかりませんが、猛毒をもっているハブやマムシを丸ごと焼酎漬けにして、「ハブ酒」「マムシ酒」として昔から利用しています。いわゆる猛毒でも（猛毒だからこそ）、微量なら薬になるという事実を経験的に理解していたからこその習慣でしょう。これ以外にも、低投与量なら、生体にプラス効果を、高投与量ならマイナス効果をもたらす例は無数にあります。

例えば、ヨード、鉄、コバルトといった元素は、中用量・大用量であれば、すべてが有毒です。しかし、人体にはこういった諸元素がどうしても必要です。しかし、必要量は極く微量ですから、これらは「微量必須元素」と呼ばれています。こうした事実から、「大用量と小用量とでは、正反対の生理効果がある」という事例が無数にあることがわかるのです。まぎれもなくこれは、古来実証されてきた「経験則」の一つなのです。

ホメオパシー

ここで、ついでに「ホメオパシー」について概略を理解しておきましょう。後ほど主題となる「ホルミシス」との混乱を避けるためにも、両者の違いを理解しておく必要があるからです。

「ホメオパシー（同種療法）」は、欧米でももっとも歴史のある代替医療です。植物・鉱物・動物など、自然の材料から得た薬を、大量の水で希釈したものを服用することで病気を治すという手法です。この「ホメオパシー（同種療法）」を発見したのは、前述のようにドイツ人医師のハーネマンですが、カレン[注1]というスコットランドの医師が書いたある本に最初のヒントを得たよう

(1) William Cullen グラスゴー大学教授、ついでエディンバラ大学教授。"Treatise of the Materia Medica"（一七九〇年）。

です。つまり、この本にはマラリアの特効薬について、「キナノキの皮が苦いから、マラリアにきく」と書かれていました。現在よく知られているように、キナノキにはキニーネという特効成分が含まれていて、これがマラリアに効果をもっているのですが、当時ハーネマンは、カレンが書いた内容に疑問を抱きます。「苦いものは多々あるのに、なぜキナノキの皮だけがマラリアに効くのか」という疑問です。

そこでハーネマンはマラリアにかかっていたわけではなかったのですが、キナノキの樹皮の抽出液を自ら飲んでみることにしたのです。するとマラリア特有の悪寒、脱力感、発汗などの症状が現われました。キナノキの樹皮の成分が、健康な人にマラリアの患者さんと同じ症状を作り出すのです。キナノキだけではなく、健康な人が服用すると、ある病気に特有の症状が現われるようなもの（植物・鉱物など）が、その病気を治せるのではないか？　ハーネマンは家族、友人、知人の協力を得ながら、その種の薬物を次々に発見していきます。ハーネマンはこの治療法にギリシャ語の“homoios”（類似）と“pathos”（病）から、「ホメオパシー“homeopathy”」という名称を造語しました。

ホメオパシーは、次の二つの原理に基づく療法です。

(1)　類病は類薬で治療する。

(2)　極微量になるまで希釈して投与する。

投与されるレメディ（薬）は三、〇〇〇種を数え、約七〇％が植物系、その他が鉱物・動物系ですが、ほとんどが自然界に存在するものだけが使用されます。

ハーネマンの時代に、「ホメオパシー」が電撃的な治療効果を示したため、当時の医者の猛反発と猛反対を受けますが、これを信任する患者さんがどんどん増加し、遂には欧米の一般社会に認知された療法の地位にまで到達し、専門学校が設立されるまでになりました。

ところが、アメリカ医師会と製薬会社の強大な反対運動や、新薬（ペニシリンなど）の登場により二〇世紀中ごろには、ほとんど衰退してしまいます。

ところが、その後の医学は、高度化が進むにつれ極端に細分化されており、治療現場の現実を見ると、患者さん本人に治療を施すというよりは、「疾患」に対して治療が行われているかに見えるのが現実です。特に慢性疾患については、従来の医療（西洋医学）には限界があることを感じている医師や患者さんが増えつつあるのが現状です。

現在では、こうした近代医療の行き詰り感や自然復帰の風潮から、ハーブ療法、アロマセラピー、「ホメオパシー」などの代替医療が再び復帰の兆しを示しています。患者さん一人ひとりに包括的治療を行おうとする動きであるとも言えます。特にアメリカではその傾向が顕著に見られ、再び「ホメオパシー」が市民権を同復したとも言われています。

日本でも「日本ホメオパシー医学協会」「日本ホメオパシー振興会」などが設立されるなど、このところようやく真面目な取り組みが始められています。

最近、「ホメオパシー」に大変興味深い分析と洞察を示した著作が出版されています。喰代《ほおじろ》栄一著『魂の記憶―宇宙はあなたのすべてを覚えている』（日本教文社・二〇〇三年）をぜひご一読のうえ、時代が変わりつつあることをお感じとりください。

見直しが迫られる常識

毒性学の世界で、最近になって極めて重大な発見があり、大きな問題となっています。よく知られているように毒性物質は、高用量では代謝を抑制し、究極的には死をもたらします。ところが、低用量では刺激性（興奮性）の効果を発揮することが確認され始めたのです（ここでいう「刺激性」とは、生体に有効な現象を誘導する反応といった意味です）。これは専門家にとっても、全くの予想外のことで、まだ現在の医学ではうまく説明がつきません。しかし、すべての物質が低用量では刺激（興奮）作用をもつというヒポクラテス以来の定説が、「毒物」（農薬や発がん物質を含めて）にも当てはまることが、改めて確認され衝撃を与えています。

何故なら、高濃度では毒性がある農薬も、低濃度では害虫を逆に増殖させる効果があることが確認されたからです。農薬を散布した地面を流れる雨水が、河川系に入ってさらに薄められることにより、かえって害虫の成育を促進することになります。農薬を使用することについて、環境管理の点から根本的な見直しが迫られることになりました。

したがって、例えばがんをもたらす物質も、その種類を問わず低用量の領域においては抗がん、ないしは制がん作用を発揮することが確認される日が来るかもしれません。

ホルミシス

「ホルミシス」hormesis ということばは、ギリシャ語の「刺激する“hormaein”」に由来する“hormo”（I excite）から作られました。おわかりのように「ホルモン」という語も、かつて同じ“hormo”から造語された用語です（“hormesis”を英語風に表記するなら、「ホーァミーシス」とでもしなければなりませんが、わが国では伝統的に物理化学・生物学用語はドイツ語風に、すなわち、ローマ字読みに近い発音で「ホルミシス」とか「ホルメシス」と表記することになっていますので、ここでは「ホルミシス」とします）。

一九四〇年代の初頭、二人の研究者がこういう事実を発見しています（C. Southam & J. Erlish 一九四三年）。オークの樹皮からの抽出物が、高濃度のときは菌類の成長を抑制するが、低濃度では菌類の成長を促進するという事実です。二人は樹木の分泌物（フェノール系物質で菌類による腐食を防ぐ働きがある）が、どんな濃度であれば有効であるのかを研究したのです。菌類の成長阻止に必要な最低量を探るため、抽出液をどんどん希釈して行きましたが、予想外のことながら、希釈液では菌類の成長が逆に促進されてしまうことを見出したのです。この逆説的な現象、つまり高濃度であれば有害、ないしは致命的であるはずの物質が、低濃度で用いられると有効な刺激作用を果たすという現象を、「ホルモン」という語を改変して作った「ホルミシス」という新しい用語で表すこととしたのです。「ホルモン」とは、ホルモンのような働きを果たすもの」といった含蓄で使われますが、一般に「ホルミシス」とは、ある物質が低用量で用いられたときに起こる誘導的な、あるいは有益な効果を指します。同じ物質が大用量で用いられたときに見られる有害、あるいは致命的な影響からは推定がつかない現象です。

第二章　放射線ホルミシス

まず最初にばかばかしいと思わないアイデアについては、そのアイデアに望みはない。

――A・アインシュタイン――

言うまでもなく、短時間に一度に浴びる高レベルの電離放射線は有害です。ところが、ヒトの臨床研究と動物実験から得られた膨大なデータが、低レベルの放射線には生体機能を刺激する働きがあることを示しています。ラッキー博士(Thomas D. Luckey)という人が、微量の放射線を当てると免疫系が強くなる、がんにかかりにくくなる、幼小の頃から与えると他の人より背が伸びる、生殖力が強くなる……、と生体機能がすべて活性化するという論文を書いたのが事の発端です(一九八二年「米国保健物理学会誌」Health Physics 十二月号)。

国際放射線防護委員会(ICRP: International Commission on Radiological Protection)(ロンドン)が「放射線は怖い、少しでもよくない、本当はゼロであって欲しい」といった勧告を四〇年以上も前に出して、世界中の政府が原子力規制法、防護基準といった形でこれに従ってきました。そういった背景下での論文ですから、最初は無視されたり、「この先生、気が変になっているのじゃ?」といったところが一般の反応であったのです。何しろこれが真実であることになったら、法律から教科書まで、全部がひっくり返ることになるからです。

最終的に「放射線ホルミシス」が世界的に認知されるに至ったのは、日本の 服部 禎男 博士の功績によるところが大きいのです。当時、電力中央研究所 の(初代)原子力部長 であった

服部 博士 は、ラッキー博士の主張が科学的に正当なものであるかどうかについて、米国に責任ある回答を強く要求しました。その後、服部 博士 の主導により、東大、京大、岡山大など、日本国内の十以上の大学で、動物実験および臨床研究が展開されました。

後段でも再び触れますが、これがきっかけとなって、世界中での研究が活発化し、国際的なシンポジウム、学術会議が日本を含む世界各国で開催されることになります。

一九五〇年代に、ラッキー博士は、少量の飼料用抗生物質が家畜の急激な成長を促すことを示しました。ラッキー博士の当初の仮説は「抗生物質（ストレプトマイシン）を与えると、腸内細菌が宿主にビタミンを供給することができなくなり、その動物はビタミン欠乏症を呈するはずだ」というものでした。

しかし、予期に反して、ストレプトマイシンを与えられたニワトリの成長は、対照群（ストレプトマイシンを与えられなかったニワトリ）に比べてより促進されました。それ以来、世界中で、家畜の飼料への抗生物質の添加が始まったのです。

後年、このラッキー博士が、低線量の電離放射線によってもホルミシスが効果的に誘導されることを多くのデータから証明し、この現象を「放射線ホルミシス」と呼びました。

前述のように、一九八二年、ラッキー博士により「放射線ホルミシス」に関する体系的な報告が初めて行われました（米国保健物理学会誌、Health Physics）。この論文では、「放射線ホルミシス」に関する多数の論文が検討の対象となっていますが、すでに九一年までの間に、低レベル電離放射線の効果に関して、二、〇〇〇件もの論文が発表されています。

「放射線」と「放射能」を区別してください

放射線を出す能力を放射能[注1]といい、放射能をもつ物質を放射性物質といいます。放射能の強さをベクレル（Bq）という単位で表し、人体が受けた放射線のエネルギー量をグレイ（Gy）、そして影響の度合をシーベルト（Sv）という単位で表すことになっています。光源自体の明るさと、光源から離れたところにいる人が受ける光量とは分けて考える必要があります。同じよ

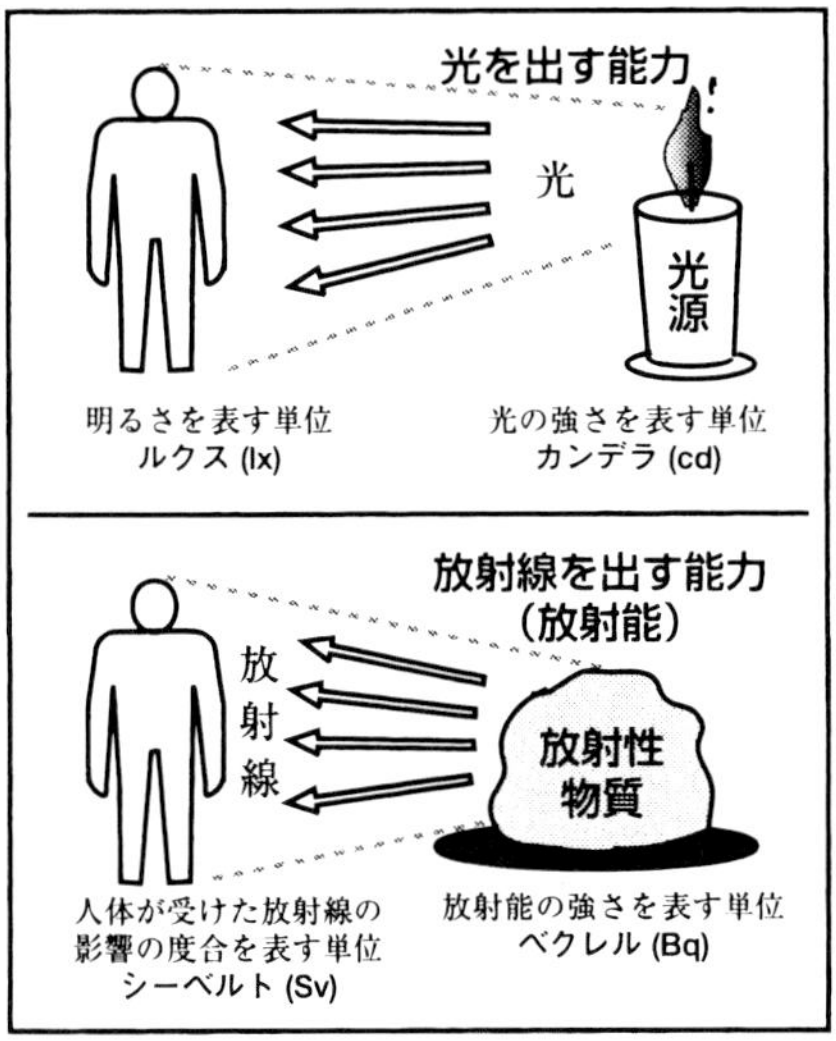

放射線の作用を測る単位（線量の大小）		
グレイ(Gy)	線量を物理的に測定するときの単位	1 グレイ (Gy) = 100 センチグレイ (cGy) = 100 ラド (rad)
シーベルト (Sv)	線量を人体影響の度合を加味して計算するときの単位	1 シーベルト (Sv) = 100 センチシーベルト (cSv) = 100 レム (rem) (10 mSv = 約 1 rem)
放射能の強さの単位（放射線を発する能力の程度）		
ベクレル (Bq)	1 ベクレル (Bq)：毎秒 1（個）放射線（粒子）を発射する能力	3000 ベクレル：毎秒 3000（個）の放射線を連続発射 = 人体内にあるカリウム元素からの放射線の強さ（毎日 3 億個） = 1 年間で約 0.2 mSv の被浴

(1) 放射能とは「原子が放射線を放出する性質・能力であって、何か実際に形（実体）をもつものではない」（マリー・キュリー）であるにもかかわらず、日本では放射能（Radioactivity）を放射線（Radiation）や放射性物質（Radioactive substance）と同一視したり、誤って放射性物質と放射能とを混用している例が多いが、改められるべきであり、例えばよく見受けられる「放射能漏れ」といった表現は「放射線漏れ」とされるべきである。「ホタルがもっている光を出す性質が放射能だとすると、光が放射線です」（山縣登『放射能』講談社）。

うに放射線源のエネルギーと、一定の距離にある人が受けるそのエネルギーの大小は区別されなければなりません。また、放射線の種類による影響の大小も考慮する必要があると考えられています。同じワット数でも、蛍光灯と白熱電球とでは明るさが違うというようなものだと考えることもできるかもしれません。

「服部仮説」とは

後で詳述しますが、放射線ホルミシス療法により、二十一世紀の人類には、いわゆる難病のほとんどが克服できる可能性が与えられたとも言えます。ところが、この「放射線ホルミシス療法」の研究成果が指し示すところによれば、その昔、生物は今までに考えられていたよりも、はるかに高いレベルの放射線を浴びつつ進化を続けてきたのではないか、と考えられるのです。自然放射線の約半分はウランとトリウム、およびその崩壊生成物からだとされます。ウラン二三八とトリウム二三二の半減期が、そ

放射能の半減期

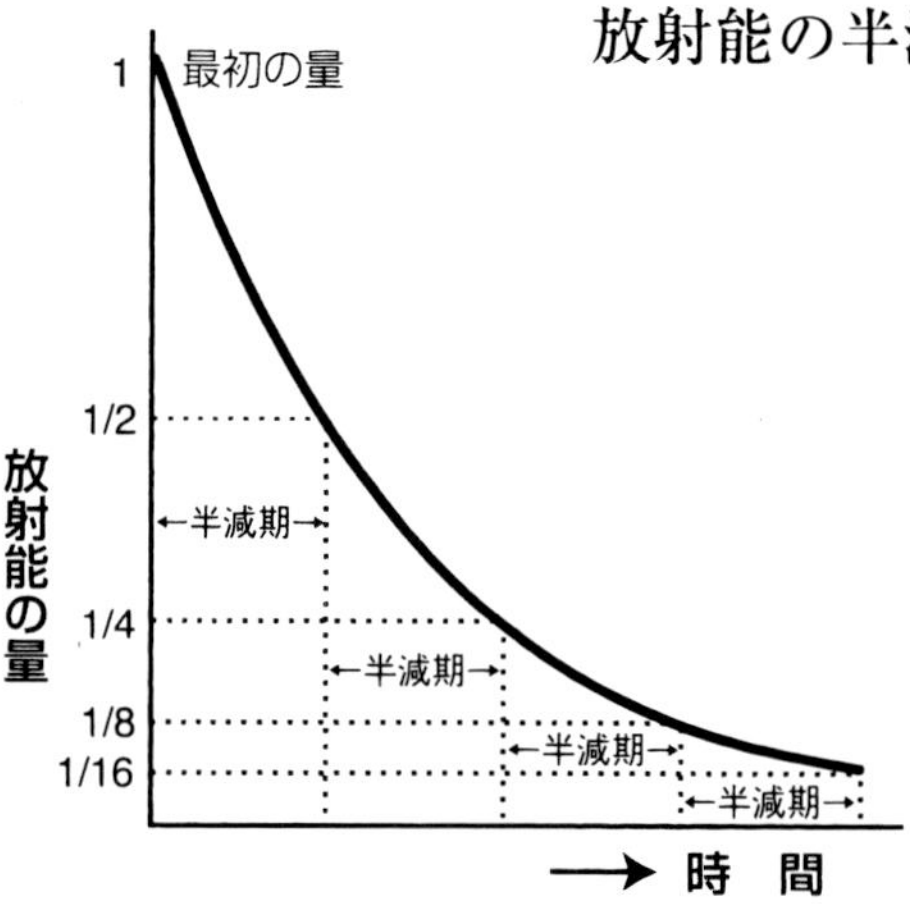

核　　種	半減期
ナトリウム 24	15.0 時間
ラドン 222	3.8 日
ヨウ素 131	8.0 日
コバルト 60	5.3 年
セシウム 137	30 年
ラジウム 226	1,600 年
プルトニウム 239	2.4 万年
ウラン 238	45 億年

FEPC 原子力発電の基礎知識

れぞれ約四五億年と約一四〇億年であることと、現在の地球での平均放射量から、何年前ならこれぐらいだったろうという推定ができます。しかし、この放射性元素に基づいた考え方で計算すると、生命誕生の時代でも、自然放射線はせいぜい現在の数倍程度のレベルにすぎなかったのではないかということになります。実はこれでは少々困ったことになるのです。

「放射線ホルミシス」の火付け役であるラッキー博士の説によれば、生物にとっての最適環境は、今の自然放射線の百倍余のレベルだということになります。しかし、実際は現在の数倍のレベルの環境に適合してゲノム構築が進められたはずだとすると、これでは話が合わなくなります。そこでこの矛盾を解くべく採用された考え方は、「太古の地球には、もっと大量の宇宙線が降り注いでいた」というものです。地球を取り巻く原始大気、電離層、地磁気などの諸条件が現在と大きく異なる時代のことゆえ、地表に到達する宇宙線の量が現在の何百倍であったと考えざるを得ないのです。

ところが、マウス照射実験から確認されたところによると、私たちにとっては、今の自然放射線の約一万倍のレベルが有効である可能性が示されました。要するに、太古の地球の海の中で最初の生命が誕生し、初期の進化を続けた当初は、現在の自然放射線よりも四桁高いレベルの環境があったことが考えられるのです。ところが、先にお話ししたように、地中の放射性元素と地球外からの宇宙線を総動員しても、これだけの線量率に達することはあり得ません。しかし、自然放射線の約一万倍の線量率での「放射線ホルミシス療法」が有効であるという厳然たる事実を目の前にして、服部禎男博士が提起された仮説があります。それは概略次のようなものです。

『激しい地殻活動が見られた原始地球で誕生した生物は、マグマに極めて近い海底環境（熱水噴出孔）[注1]に生きていた。マグマはラジウムやラドンなどの放射性元素を含み、海中生物はここで放射線を被浴しながら生き、進化の道筋を歩んだ。われわれはこうした環境でゲノム構築を進め、進化してきた生物を祖先とする。そういう事実から判断すると、地球上の生命体にとっては、最初に命を宿し、初期のゲノム構築に何億年をも過した環境こそが、本来適切なものである可能性を示唆している』。

ホルミとホメオ

「ホルミシス（刺激誘導現象）」と「ホメオパシー（同種療法）」は混乱を招きやすい用語です。両者の間にはどんな相違があるのでしょうか？　「ホルミシス」は科学の一分野であり、「ホメオパシー」は「療法」です。科学には、医師と患者さんの間に見られるような、微妙なニュアンスが割り込む余地がありません。科学は、複雑な現象の諸要素を単純化し選別しようと試みます。療法は、個々の患者さんの病状が変化するのに伴って、絶えず複雑に変化する諸条件を受け入れます。科学は、厳格な対照実験と多方面の知識の収集を要求します。療法には、個人の信念、希望、信仰心、祈りが入り込みます。

「ホルミシス」が一般に通有の現象であるのに対して、「ホメオパシー」が対象とするのは、個々の病気に有効なたった一つの、あるいは極めて少数の特定の物質である点に両者の相違点があります。「ホルミシス」は生殖、成長、神経・筋肉の発達、知能・記憶の発達、病気への抵抗力を促し、がん死亡率を低下させ、平均寿命を伸ばしてくれます。「ホルミシス」ががん死亡率を低下させるという効果は生涯にわたり継続します。ところが、「ホメオパシー」の処置は、大部分が数日間、数週間しかその効果が持続しないのが普通です。

(1) 海底の二つのプレートの境界で、プレートの下にあるマグマ近接の水分が湧き出している箇所。陸上の「温泉」に相当する（Hydro-thermal Vent）。一九七七年、ガラパゴス諸島沖で米国の深海調査船「アルビン号」により、特異な生物群落とともに最初に発見された。大量の還元的ガス成分と熱が連続的に放出され、同時に大きな温度勾配があるため、これを原始地球における生体分子生成の場所、つまり生命誕生の場所とする有力な仮説がある。

「放射線ホルミシス」を、必ず必要であるのに、往々にして足りなくなる必須栄養素になぞらえることができるかもしれません。例を挙げるとすれば、ビタミンAとかセレニウムが考えられます。過剰になると有害ですが、基本的な生理機能には、どうしても微量が必要だというものです。放射線についても、事情は全く同じだと考えることが妥当なのです。

●「ホルミシス」と「ホメオパシー」の共通点

(1) 大用量は有害である。
(2) 適用量が重大な要素である。
(3) 少量は有益である。
(4) 意外な物質が有効である場合がある。
(5) 反応は数時間のうちに始まる。

●「ホメオパシー」の特徴

(1) 特殊な物質だけが作用する。
(2) 極微量で作用する。
(3) 療法的使用が基本。
(4) 心因的要素も大きい。
(5) 初期効果は短期的である。

●「ホルミシス」の特徴

(1) 非特定の物質が作用する。
(2) 統計学的に有効なデータがある。
(3) 免疫力も関係する。
(4) 病人・健常者に有益。
(5) 月・年単位で有効。

レントゲン／ラド／グレイ／シーベルト

現在のところ、高エネルギーの電磁放射線や粒子線がもつ生物学的影響については、まだ完全に理解されているわけではありません。そこで科学者たちは、放射線からある対象物に転移するエネルギーの量を測定するためのシステム、と同時に特定の種類の放射線が原因となって発生する相対的な影響を推定するシステムを工夫しています。

両者間の違いを区別するために、現在用いられている単位がグレイ gray とシーベルト sievert です。グレイとシーベルトは、ともにキログラム当たりの物体に対する放射線エネルギーをジュールで表現したものですから、同一の単位のようにも見えます。しかし、双方の違いをはっきり知っておかねばなりません。グレイが測定可能な特性を表すのに対して、シーベルトが表現するのは推定された特性値です。

グレイが表すのは放射線の客観的な特性、すなわち放射線の作用によって対象物に転移したエネルギー量です。1グレイの吸収線量は、1キログラムの物質によって1ジュールの放射線エネルギーが吸収されることを意味します。例えば、一人の人が1年間に吸収する宇宙線の量は約450マイクログレイ（平均）です。グレイは、1976年に吸収線量の単位として国際的に採用されましたが、グレイの前には、ラド rad (radiation absorbed dose) が使われていました。ラドとグレイは比例定数に相違があるだけで、100ラド＝ 1グレイという関係にあります。

この二つの単位に先立って、レントゲンという吸収線量単位が用いられていました。レントゲンは単位質量当たりの吸収エネルギーではなく、別の特性を表すものであるにも関わらず、乾燥大気中での1レントゲンは、ほぼ1ラドに相当します。

「単位質量当たりの吸収エネルギー」を測定したからといって、これですべてがわかるわけではありません。電磁エネルギーによる放射線と荷電粒子による放射線との相違を考えてみてください。吸収された線量が一定でも、その放射線が電磁エネルギーだけでできている場合に比べて、放射線が荷電粒子で構成されている場合の方が、生物の細胞に与える影響が大きいといわれています。例えば α 線はヘリウムの原子核ですから、電磁放射線の一種であるX線や γ 線よりも生体に与える影響が大きくなると考えられました。この影響を具体的に表現するのがシーベルトという単位で、放射線量当量を表しています。1シーベルトは、1グレイに生物学的影響定数 (Q)、放射線エネルギーの分布を考慮した定数 (N)、吸収線量 (D)［単位グレイ］を掛け合わせたものとなります。

$$E = QND$$

定数Qは電磁放射線の場合は1、高エネルギー粒子でできた放射線の場合は20と変化します。宇宙線のエネルギー分布が、荷電粒子、電磁エネルギーの双方について同じで、1に等しい場合はN =1となります。もしも、年間総線量450マイクログレイの宇宙線が γ 線（高エネルギー電磁放射線）だけで構成されている場合なら、Q = 1となり、一人の人が平均的に年間450マイクロシーベルトの宇宙線を吸収することになります。吸収された450マイクログレイの宇宙線が、1千万電子ボルトの α 粒子（ヘリウムの原子核）だけで構成されている場合を想定してください。この場合にはQ =20となり、年間に平均して9千マイクロシーベルトの放射線を吸収することになります。

生体に対する影響を表す際にはシーベルトを使い、単位質量当たりの吸収エネルギーを考えるときにはグレイという単位を使うのです。ただし、最近の研究から、α 線が γ 線より20倍も影響度が強いと仮定した人工的単位シーベルトは有害無益で非科学的とする指摘（近藤宗平博士）もあります。

第三章　人間は馬鹿か利口か？

ものを怖がらな過ぎたり、
怖がり過ぎたりするのはやさしいが、
正当に怖がることはなかなかむつかしい。
——寺田寅彦[注1]——

科学的常識の危うさ

一六一三年、ガリレオ・ガリレイは地動説を唱え、一六一六年に法王庁の禁令にあいますが、いわゆる「天文学対話」を発表したためにローマで宗教裁判にかけられ、自説の放棄を誓約させられたうえ、一時は軟禁処分を受けさえしています。ローマ法王庁がその誤ちを認め、公式に陳謝したのは、三百数十年を経た二十世紀末のことでした。

近代になっても、科学的常識が激しい振れ動きを示す例があります。

X線などの放射線が発見された当初、こうした電離放射線には色々と有益な効果があるものと一般に信じられていました。一八九五年、ヴィルヘルム・レントゲン[注2]がX線を発見すると、たちまち医学者や医師たちはその実用的な側面に注目し、さまざまに着想をこらして、多種多様なX線装置を案出しています。ほとんど無意味なものであったり、中には隣の部屋にいる人にも届いてしまうほどの装置もありました。X線で失明者の視力を回復できると唱えられもしましたし、白癬《はくせん》といった皮膚病にまで放射線が使われただけではなく、うつ病の治療と称して卵巣に照射を

(1) 物理学者（一八七八～一九三五年）。高知県出身、東京帝大卒。文筆家としても有名。

(2) Wilhelm Conrad Roentgen（一八四五―一九二三年）。第一回ノーベル物理学賞受賞（一九〇一年）。一八九五年、陰極線管（ガラス管）内で電流の実験中、そばにあった特殊な金属が発光しているのを目撃したことがX線発見の発端となった。当初、正体が不明であるということから「X線」と命名された。

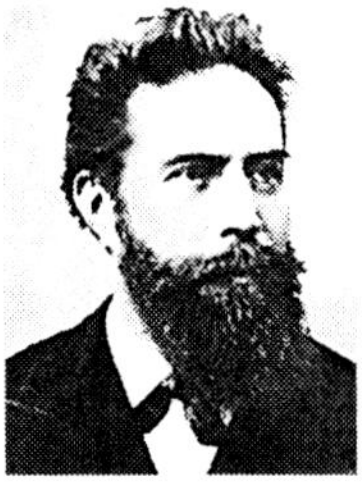

行う医師が現れるという始末でした。

　なんと言っても、レントゲンが撮影したレントゲン夫人の手の映像ほど、当時の人々を驚かせたものはなかったでしょう（写真）。当時の人々の常識と理解を超えたものであっただけに、驚愕と同時に誤解もはびこりました。レントゲンのもとにも種々の奇問が寄せられもしましたし、さまざまな珍事件も起こりました。胸に入った銃弾を調べたいから、X線を「少々」送って欲しいという依頼を受けたレントゲンは、「X線の発送は非常に困難だから、あなたの『胸』をこちらへ送ってくれ」という回答をしたとも伝えられています。

　X線発見の当時、レントゲンはビュルツブルク大学学長の職にありましたが、ノーベル賞の賞金も全額を同大学に寄贈し、X線については全人類のものであるとして特許も取らず、発生装置の詳細を公開するほど高潔な人物でしたから、当初から誰もかれもが自分なりのレントゲン装置を自由に作ることができたのです（日本でもX線発見のわずか十ヶ月後の一八九六年に、島津製作所の初代社長島津源蔵がX線装置を作り、骨の写真撮影に成功しています）。ロンドンでは、「X線でも透視されない」と称する女性用下着が発売され、ヒット商品となったと伝えられています。

　この時期には、X線以外にも、同時にラジウムなどの放射性物質にも強い関心と信仰心が示されています。婦人用コルセットにラジウムが仕込まれたこともありました。放射性練り歯磨きやスキンクリームが市販されましたし、アメリカでは「リクィッ

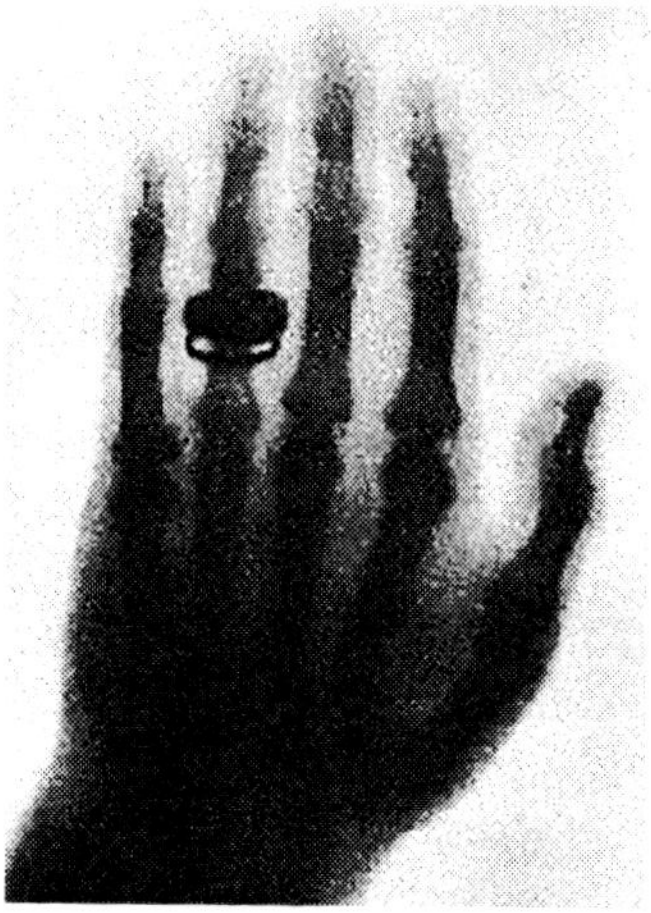

ド・サンシャイン」（液体日光）という商標でラジウム入りのミネラル飲料水が大流行し、ドイツではラジウム入りチョコレートが、何と「回春剤」として発売されています。当時信じられていた放射性ラジウムの適応症には、心臓発作、潰瘍、うつ病、関節炎、がん、高血圧、結核、その他の慢性病などがあります。

大量のX線を照射すると毛髪が抜け落ちるという事実から、「美容院にX線装置を据え付け、顔や体の毛を除去するのに使用すること」が実際に行われました。無知ほど恐ろしいことはありません。日本各地に居住する人が、一年間に受ける自然放射線（バックグラウンド放射線）の量と比べ、何十万倍もの量を、平気で浴びていた時代があったのです。

「放射線ホルミシス効果」が現れるレベルと、放射線が有害作用をもたらすレベルには大きな差があることに注意してください。毎日適量をたしなむ酒は「百薬の長」ですが、同じ酒でも「一気飲み」すれば、命取りになるのと同じことです。

遅れた危険性の認識

徐々にではあっても、人々は電離放射線の不適切な取り扱いにより、色々な有害な効果が生じることがあることに気が付いてきます。X線には突然変異を誘発する作用があり、突然変異の発生率とごく短時間の照射線量との間には直線的な関係があることが、一九二七年に米国の遺伝学者マラー（Herman J. Muller 一八九〇～一九六七年）により示されました。マラーは、放射線やその他の突然変異誘発因子によって生じる突然変異は、有害な結果をもたらすことが多いことを発表したのです。その結果、初めて線量限度（被曝限界）という考えが導入されます。ただし、これは現在も一部で見られる誤った考え方で、実際には「線量率（限度）」、すなわち単位時間当りの線量を考慮の対象とすべきなのです。すなわち、この時代にはまだ、線量率（どのくらいの時間にどのくらいの線量が照射されるか）の概念の重要性が、まったく理解されていなかったのです。

広島・長崎への原爆投下、核兵器の開発、原子力の普及により、妙薬から一転して、放射線はあまたの恐怖症を生むことになります。キノコ雲が恐怖と破滅のシンボルとなって、一般大衆の胸に焼き付けられることになったのです。特に世界唯一の被曝国である日本で「核アレルギー」の土壌が生じるのは仕方のないことであったのかもしれません。ところが、米国（特に政府や軍隊）では、無神経とも言えるほど、日本とはまさに対極の施策が採られます。

原爆投下の七年後（一九五二年）、アイゼンハワー大統領は核兵器、放射線は人類に無限の利益をもたらす技術であることを世界に示そうとして、原子力平和利用計画を導入します。原子力発電技術の開発研究を妥当化することが、本当の狙いであったとも言われています。核に関する技術は、実質的に軍によって独占されていて、一九五〇年代を通してネバダ州の実験場では、まさに自由に地上での原爆実験が行われていました。風下に当る民間居住区域に放射性物質が降り注いだことは言うまでもありません。ワシントン州のハンフォード研究所では、意図的に放射能を帯びた巨大な雲を放ち、放射能にさらされた居住区域で起こる現象を観察しています。この実験では一回に「放射性ヨード」が五〇万キューリーずつ放出されたと言われます。ヨードは人間の甲状腺に蓄積されますが、この実験による犠牲者（多くはアメリカ先住民の人たち）は、四五年間にわたり、この事実を知らされることがなかったといいます。当の軍隊内部でも、艦船上の水兵、地上の兵士に大量の放射線を浴びせて、何が起こるかを観察し、軍当局は放射線は人間に害を与えないという主張をしていたことが記録されています。

こうして見ると、広島・長崎の悲劇的被曝を別にすると、結果的にはアメリカ国民が最も大量の放射性物質を、戦後になってから自国の軍隊によって浴びせられたことになります。

信じられますか？

一九五〇年代から六〇年代にかけての、米国における原子力に関する技術というものは、現在におけるバイオ技術や先端コンピューター技術のような地位を占めていたとも言えます。核技術に対する熱狂が産業界を支配していたのです。

一九五八年、水爆の父と呼ばれるエドワード・テラー博士[注1]がアラスカを訪ねていますが、アラスカの海岸で六発の水素爆弾を爆発させて、新しい港を作るというプロジェクトを発表するのが目的であったといいます（後に激しい政治的論争を呼び起こし中止されました）。一九六七年、ニューメキシコ州の地下で頁岩《けつがん》（泥板岩）層に溜まっている天然ガスを採り出そうとして、何と原子爆弾を爆発させています（ガスバギー・プロジェクト）。もちろん、天然ガスは放出されましたが、そのときになってガスが放射性を帯びていることにようやく気付き、慌てて封印措置が施されました。

モンサント研究所は、百年間燃料を補給せずに湯を沸すことができるプルトニウム燃料の「コーヒーポット」を計画しましたし、ウランが鉛より重いので、これでカフスボタンを作れば、ずり上がってくることのないボタンが作れるとして、放射性ウラン製のカフスボタンを提案したボストン社という会社もありました。

今になってこういった事例を見ると、冗談ではなかったのかと思えるほど、滑稽な感じを与えるものが散見されます。

(1) Edward Teller（一九〇八年—二〇〇三年）。ハンガリー生まれの米国の核物理学者。原水爆の開発に参画。

「LNT仮説」を許した背景

科学は益にも害にもなる。正しい情報を知らないと、人間は感情に左右されて誤った判断をする。無知は罪悪ではないが、しばしば害悪となる。

——近藤宗平[注1]『人は放射線になぜ弱いか』講談社——

(1) 一九二二年福岡県生まれ。京大理学部卒。大阪大学名誉教授。物理学、遺伝学、放射線基礎医学へと転進、国際的にも活躍。『分子放射線生物学』『低レベル放射線の健康影響（英文）』ほか編著書多数。

広島・長崎への原爆投下後、被曝生存者の寿命について研究が重ねられるにつれ、「がん死と高線量率高線量の放射線」との間には直線的な関係があると発表されました。すなわち、これは原子爆弾のような例外的に高い線量率の高線量被曝で、放射線量と死亡率との間に直線的な比例関係が見られるというものです。そこで国連の放射線の影響に関する科学委員会(UNSCEAR)は、（生命にとって最も大切な「線量率」の概念もまったくもたないまま）これを低線量域にまで拡大して、一九五八年にいわゆる「直線的無《む》閾《しきい》値仮説」（しきい値なし直線仮説）Linear No-Threshold (LNT) Theory を提示することとなります（この早まった独断的行動が、今なお禍根を残しているのです）。

このLNT仮説の骨子はと言えば、次の二つに尽きます。ただし、両方とも成立の根拠がなく、LNT仮説そのものが実は誤りなのです。

× (1) 低線量の電離放射線による影響は、高線量で観察される影響から（直線的に外挿することにより）推定することができる（外挿［補外］(Extrapolation)とは、観測された値から、実際に観測されていない未確認領域の変数値を推定すること）。

×

(2) 放射線には、一切安全な線量域というものはない。なぜなら、極めて低い線量の電離放射線でも、何らかの生物学的悪影響を必ず発生させるからである。

一九五九年、国際放射線防護委員会（ICRP）が、このLNT仮説を採用してしまいます。ところが、その後のあらゆる研究成果がLNT仮説が成立しないことを示しているのです。すなわち、「先進国で法律にまで採用されている放射線のリスク値は、実際の資料にもとづいていないあてずっぽうである。つまり、ニセの情報が法律に採用されている」（近藤宗平博士）という事態になるのです。

ある線量（しきい値）以下であれば、無害であるばかりでなく、一定の範囲内の線量（あるレ

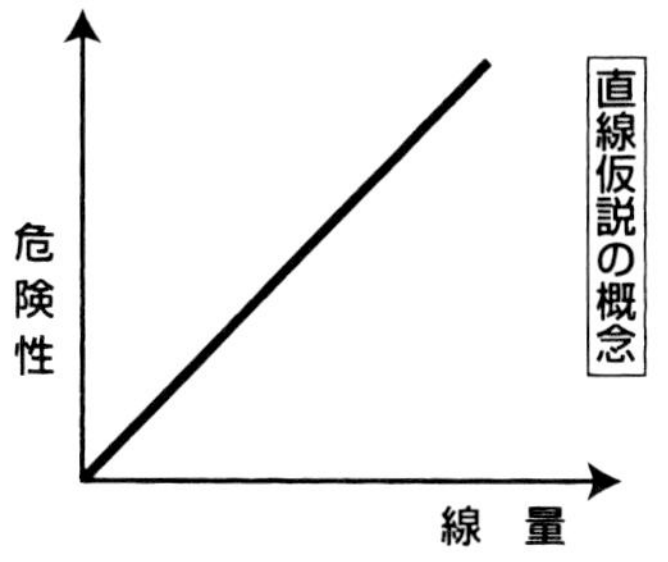

放射線はどんなに微量でも有害だとしてきた従来のまちがった仮説を「しきい値なし直線仮説（LNT仮説）」という。

この場合の、しきい（閾）値とは、それ以下なら悪影響のおそれはないとされる数値(threshold dose)。現在ではしきい値があることが証明されている。

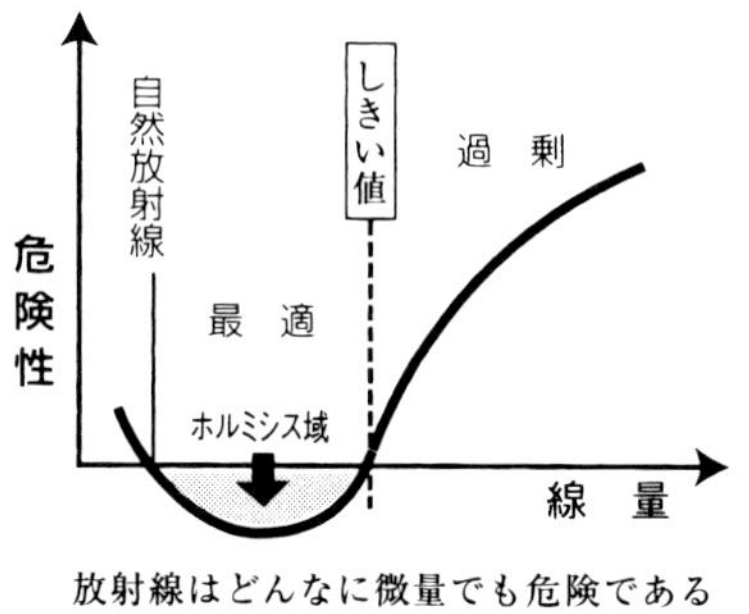

放射線はどんなに微量でも危険であるという過去の仮説には根拠がない。現在では「放射線ホルミシス」の研究が積み重ねられ、「放射線は少し浴びたほうが健康によい」というのが定説となりつつある。

「ホルミシス作用」を前提として認めれば、ラジウム温泉などが果たす治療効果なども科学的にきちんと説明がつく。

ベルの線量以下で、自然放射線以上）は人体の健康に有効であることが、各方面からの無数の研究結果から明白となっています。

つまり、X線などの放射線が発見された当初（一九世紀末から二〇世紀初頭）は、X線などの放射線が人体に有益な「魔法のエネルギー」であると信じられ、第二次大戦後には一転して極微量ですら有害なものであると、法制的に定められてしまったのです。常識の針が極端から極端に振れ動いたわけです。私たちは、今ここで針を正しい位置に戻さねばなりません。

放射線だけは、どんなに少量でも異常に怖がり、まったく受け入れないということは、「一度にどんぶり一杯の塩を食べると体にとっても悪いから、塩はまったく摂らないようにする」というのと、とてもよく似ているのです。毎日適量の塩を摂らなければ、我々は生きていけないのです。一九八〇年代初頭から、今日までに積み重ねられた研究成果により、「低レベルの放射線は必要かつ有益であり、これを正しく理解し、正しく積極的に利用する」ことが、人類生存のために、二十一世紀最大の課題となると指摘されているのです。

第四章　正しく怖がる

国連科学委員会と国際放射線防護委員会は、低線量域の実際のデータを無視して、直線仮説［無しきい値］にもとづいて、微量の放射線を厳重に管理するように具体的案を各国政府に勧告してきた。これは二〇世紀最大の科学的スキャンダルであるという［放射線生物学者　G・ヴァリンダー教授の］意見に賛成せざるをえない。

——近藤宗平『人は放射線になぜ弱いか』講談社——

チェルノブイリの悲劇

チェルノブイリの事故で、近接した場所にいたために実際に放射線の直接的被害を受けた人の数[注1]は、全体から見ると非常に限られたものです。ところが、現場から遠く離れたベラルーシ、ウクライナ、ロシアで、一、五〇〇万人もの人たちに心身症的障害が発生しました。電離放射線が心身症（ノイローゼ）の原因ではあり得ず、「ほんのわずかな放射線でも有害である」という仮説（LNT仮説）を、国家をはじめ、科学者、一般国民が信じ込まされていたこと（誤情報）が原因です。

世界中には、一生涯に受ける自然放射線量が数百ミリシーベルトという地域がたくさんあります。こうした高自然放射線地域では、他の地域に比べて、明らかにがんその他の疾病による死亡率が低いことが、多くの科学者たちによって証明されています。チェルノブイリの汚染地域で生涯を過ごしたとしても、その人が一生涯に受ける放射線の量は、高自然放射線地域の人よりも少

(1) 当初新聞で死者二〇〇〇人などと報道されたが、実際に放射線で死亡した人数は二八名。

ないのです。それにもかかわらず、旧ソ連政府の特別委員会は、一九八六年～一九九五年の平均放射線量が、わずかに六～六〇ミリシーベルトとなると予測された地域から、合計二七万人以上もの人々を強制的に避難・移住させる決定を行いました。

周辺国での悲劇

チェルノブイリからの放射性物質を恐れるあまり、ギリシャでは、胎児をおろした事例が数千件もあったと報告されています。まさに背筋が凍るような話ですが、同じく恐怖症から胎児をおろした母親が、全ヨーロッパでは、一〇万人を上回るとされています。

ギリシャにおける初年度放射線量（単位はいずれもミリシーベルト）は〇・六、チェルノブイリに近い白ロシアですら、わずかに二・〇程度で、全く問題にするにはあたらない量でした。チェルノブイリの事故による欧州各国の放射線量は、たとえ一年間の総量を計算しても、実際には二・〇ミリシーベルト以下に過ぎなかったのです。

これらは、正しい情報が与えられなかったことにより生じたパニックです。もとはといえば、行政機関、医療機関が「直線仮説」を何の疑問も持たずに鵜のみにしていたことによる一大悲劇が、「情報時代」といわれた二〇世紀末に起こってしまったのです。

これは単に「二〇世紀最大の科学的スキャンダル」であるだけではなく、ヨーロッパ全域に何百万人もの心身症の患者さんたちを生み出し、人為的に胎児を大量に殺してしまうという倫理的問題（元国連科学委員　S・ジャヴォロフスキー）を伴っています。さらには、強制移住などに伴う膨大かつ無意味な経費を考えると、茫然とせざるを得ない事態であることに気付くはずです。科学、倫理、経済にまたがる一大愚行だと言えるでしょう。強制移住と簡単に言いますが、実は何らの危険性もないのに、何世代にもわたって住み慣れた村を捨てさせて、伝統文化を消滅させてしまうことを意味します。行政側が、安全域をとにかく広く取れば、それだけ安全だと考えたのだとしたら、これは明らかに人間の浅智恵というものです。

一九九九年（九月三〇日）の「東海村のJCOのウラン臨界事故では、注1 東海村や周辺地区の多くの妊婦が、深刻に胎児の異常を心配していると聞いて暗然となった」と近藤宗平博士が述べておられますが、これは行政側が「このレベルの放射線なら全く安全です。何の心配もありません」と言えない体制にあることに暗然としたという意味なのです。法律があるから言えないのです。また、近藤博士は「放射線過剰規制の弊害は放射線の害より桁違いに大きい。風評被害の事実にどう対処するか、放射線防護専従者の責任は大きい」と述べておられます。

「正当に怖がることのむずかしさ」を予見した寺田寅彦博士の卓見には、改めて頭の下がる思いを抱くと同時に、「二〇世紀は科学の時代」などと考えていたことに恥ずかしさを覚えます。

ホルミシス—これだけの疫学的証拠

日本に関する研究

(1) 国連の放射線の影響に関する科学委員会(UNSCEAR)の報告（一九九四年）によれば、広島・長崎の生存者のうち、被曝線量が二〇〇ミリシーベルト以下の被曝者については、がん死の総数に増加が見られず、同じ被曝者群で被曝線量が一〇〇ミリシーベルト以下については、白血病による死亡率は同年齢の対照集団に比べて低いとされています（被曝された方の方が死亡率が低い）。

注1 JCO敷地内の作業者二二七名の被曝量の平均は四・九ミリシーベルト（胃のX線検査とほぼ同レベル、付近住民の被曝は最大でも一五ミリシーベルト（妊婦のX線検査とほぼ同レベル）であった（佐藤満彦氏）。

(2) 別の報告（近藤宗平博士）によれば、「長崎の被曝者のうち、五〇〜一〇〇ラド（センチグレイ）を被曝した人たちの全死亡数は、被曝していない人より約一〇%少なく、がん以外の病気による死亡率は三五%も低かった。放射線が細胞を傷つけるのは事実だが、それにもかかわらず、少しの放射線なら浴びたほうが人体に益をもたらす」のです。

(3) ビキニ環礁での水爆実験で強度の汚染を被った第五福竜丸の漁師を、二五年にわたり追跡調査した結果、がんによる死亡例はない（熊取敏之氏）と報告されています。

自然放射線の調査研究

(1) インドでのある研究によると、「自然放射線レベルが高い地域でのがんの発生とがんによる死亡率は、自然放射線レベルが低い地域に比べて有意に低い」と報告されています（Nambi and Soman 一九八七年）。

(2) 米国における大規模調査により、年間の自然放射線量が高い州ほど、あらゆる種類の疾病による死亡率が低いことが判明しています。自然放射線レベルが最も高い米国の六つの州での平均がん死亡率が、四八のすべての州の平均より一五%も低いからです（Frigerio 一九七三年）。

ロッキー山脈にまたがる州（山岳州）の自然放射線は、メキシコ湾岸諸州に比べて、ほぼ三倍の線量を示します。三つの山岳州（アイダホ、コロラド、ニューメキシコ）におけるがん死亡率は、3つの湾岸諸州（ルイジアナ、ミシシッピ、アラバマ）より二五%低いことが確認されています（Jagger 一九九八年）。ウィスコンシン大学名誉教授J・キャメロンは、この結果を見て、「メキシコ湾岸諸州は放射線欠乏症に罹《かか》っているようだ」と評し、「イランのラムサールのように、米国の百倍以上の自然放射線レベルの地域があるが、ここでもがん死亡率の増加はまったく見られない」と指摘しています。

(3) 中国での大規模調査によれば、相対的に自然放射線量が高い地域（七四、〇〇〇人）でがんによる死亡率が低く、これに対して自然放射線量が低い地域（七八、〇〇〇人）ではがんによる高い死亡率を示しています。広東省陽江県がその高自然放射線地域で、ここでは七〇歳までに受ける総放射線量は平均三八レム（センチシーベルト）ですから、例えば旧ソ連の規制を実施するとしたら、ここの住民は全員が疎開しなければなりません。ところが、中国の放射線専門家は、科学的根拠から疎開などは不必要であり、むしろここに留まった方が、他の場所に移るよりも健康状態がよくなることを知っています（Wei 一九九〇年）。

(4) 後段（「ラドン効果」の項）でも触れますが、コーエン Bernard L. Cohen は、自然放射線（ラドン）について、極めて広範な調査を米国で展開しました。総数一、六〇一の郡（米国総人口の八〇%以上を包含）のデータを利用しています。データはピッツバーグ大学の研究班の計測によるもの、米国環境保護局によるもの、個々の州により作成されたデータベースが駆使されました。その結果、ラドンによる放射線量が高い地域ほど、肺がん罹患率がはっきりと下がる傾向があることが示されています。

原子力発電所での調査研究

(1) カナダでのある調査では、原子力発電所に勤務する人たちのがんによる死亡率は、国内平均の五九%と、非常に低いことが判明しています（Abbat ほか・一九八三年）。

(2) 英国でも原子力発電所に勤務する人たちのがん発生率が国内平均より低いことが示されています（Kendal ほか・一九九二年）。

原子力船造船所の疫学調査

米国エネルギー省が、ある大学に委嘱して、一九八〇年～一九八八年にわたり、原子力船造船所で働く人たちに対して実施した疫学調査があります。最大の累積線量を受けている 二八、〇〇〇 人 の人たち[注1]と、放射線に当たる可能性がまったくない同年齢、同職種の 三二、五〇〇 人の造船所で働く人たちとが比較されました。被浴のあったグループに明確な健康増進と死亡率の低下（二〇％以上）が確認されています。

(1) 原子力潜水艦などの艦船の定期的オーバーホールや修理に際し、原子炉からの被浴（ガンマ線）を受ける造船工、機械工、電気工、溶接工などの人たち。

コバルト団地

台湾科学技術財団の欒《ルアン》主査 (Luan Yuan-Chi) による非常に興味深い報告を見ましょう。

台湾に一九八二年に完成した大規模マンション（一、七〇〇戸・一万人居住）があります。建築後十年を経た一九九二年になって、マンション全体が高い放射線を放射していることがわかりました。鉄筋に放射性物質（コバルト60）が混入していたことが原因だというのです。

世界各地の自然放射線量は、一年間の合計がほぼ 二 ミリシーベルト（／年）前後であるのに対して、この団地での初年度の平均線量は 約 七二・九 ミリシーベルト（／年）という値を示し、敷地内には 五〇〇 ミリシーベルト強（／年）という高線量を示した部屋もありました。

ところが、一九年後にこの団地居住者のがん死亡率が、同地区の他住居の居住者に比べて異常に「低い」ことが判明したのです。「放射線はどんなに微量でもがんを発生させる」という「直線仮説（LNT）」によれば、年間平均がん死亡率、人数（一万人）と年数（一九年）から、このマンションでの一九年間のがんによる死亡者数は、二〇六 人 という推測値が得られます。つまり、台北付近の通常の場所での予測値によれば、確率的に一九年の間に 二〇六 人 ががんで死亡したはずだということになります。

しかしながら、この団地でのがんによる死亡の実数は、その約三〇分の一のたったの七人だったのです。

また、国際放射線防護委員会（ICRP）の計算式に従えば、このように放射線レベルの高い環境なら、一九年間には二七〇人ががんで死亡するはずです。二七〇人のはずのところが、七人ですから三九倍ものズレがあるのです。

推計学的に見ても、これが偶然であるという確率はほとんどありませんから、「放射線ホルミシス」を実証するたいへんわかりやすい実例の一つであると考えられています。

第五章　ラドン効果

科学界は何年か前から、低線量の放射線が照射された細胞、生物は、放射線の影響に対して適応するような変化を起こすことに気付いていた。

―放射線の影響に関する国連科学委員会（一九九四年）―

日本のラジウム温泉

古くから、ラジウム温泉にはさまざまな病気に対する効果があることが、一般にも認められています。放射線アレルギーのはずの日本でも、ラジウム温泉というのは何となく例外的な存在になっています。ラジウムは自然放射性核種で天然に存在する固体金属であり、ラドンはラジウムが崩壊して生じる放射性希ガスです。ラジウム温泉で療養することは、とりも直さず、このラドンという放射性ガスを体内に取り込むことを意味しています。つまり、大昔から私たちは「放射線ホルミシス」を無意識のうちに利用していたことになります。

左記はラジウム、ラドンの含有量が多いとされる放射能泉[注1]です。

- 玉川温泉（秋田県田沢湖町玉川）
- 増富温泉（山梨県北巨摩郡須玉町）
- 奈女沢温泉（群馬県利根郡月夜野町上牧）
- 畑毛温泉（静岡県田方郡函南町）
- 三朝《みささ》温泉（鳥取県東伯郡三朝町）
- 関金温泉（鳥取県東伯郡関金町）

(1) 温泉法（一九四八年公布）では、一リットル当たりラドン二二二の濃度が七四ベクレル以上か、ラジウムが一億分の一ミリグラム以上含まれるものを「放射能泉」とし、ラドンが一一〇ベクレル以上の場合を「放射能療養泉」と定めている。

● 栗本温泉（岐阜県恵那郡福岡町）

● 湯の島温泉（岐阜県恵那郡福岡町）

温泉法（一九四八年）では、温泉の要件を、⑴湯温が二五℃以上であるか、⑵二五℃未満でも指定された物質を一定量以上含むもの、のいずれかとしています。すなわち、二五℃以上であれば、湯質に関係なく「温泉」となりますが、二五℃以下であれば、指定された物質を一定量以上含む場合に「冷鉱泉」となるのです（「〇〇温泉」といっても、実際には冷鉱泉[注1]である例も少なくありません）。ラジウム温泉としては、東日本で最も有名なのが玉川温泉で、常に定員オーバーの満員の状態だといいます。西日本では三朝温泉が有名で、一般の温泉に加えて、古くから岡山大学医学部付属病院三朝分院（現 同大学三朝医療センター）などがあって、温泉療法を行っていることで知られています。三朝町のホームページは「都会で薬漬けになった重症の慢性患者も、温泉物理療法併用で免疫機能を回復し完治」とうたい、「温泉療法の特長は、温泉等を利用した物理療法で、薬で治らない病気を治すことができることです。岡山大学医学部付属病院三朝分院では、温泉療法で気管支ぜんそくや慢性の呼吸器病と変形性膝関節症や五十肩、腰痛など、関節が痛む病気の治療に効果を挙げています」と公報しています。

三朝町での調査

三朝温泉の放射線量は一リットル当たり平均 約 四〇〇 ベクレルで、温泉地の屋外放射線量も周辺の農村地帯の 二・四倍 に達しています。また、三朝温泉の浴室内は一立方メートル当たり 二〇〇〜八、〇〇〇 ベクレルですから、米国環境保護局の定めた室内基準値 一五〇 ベクレルを大きく上回っています。つまり、米国の基準に従えば、浴室内への立入りを禁じなければ

⑴ 鉱泉の分類
冷鉱泉─25℃未満
低鉱泉─25〜34℃未満
普通泉─34〜42℃未満
高温泉─42℃以上

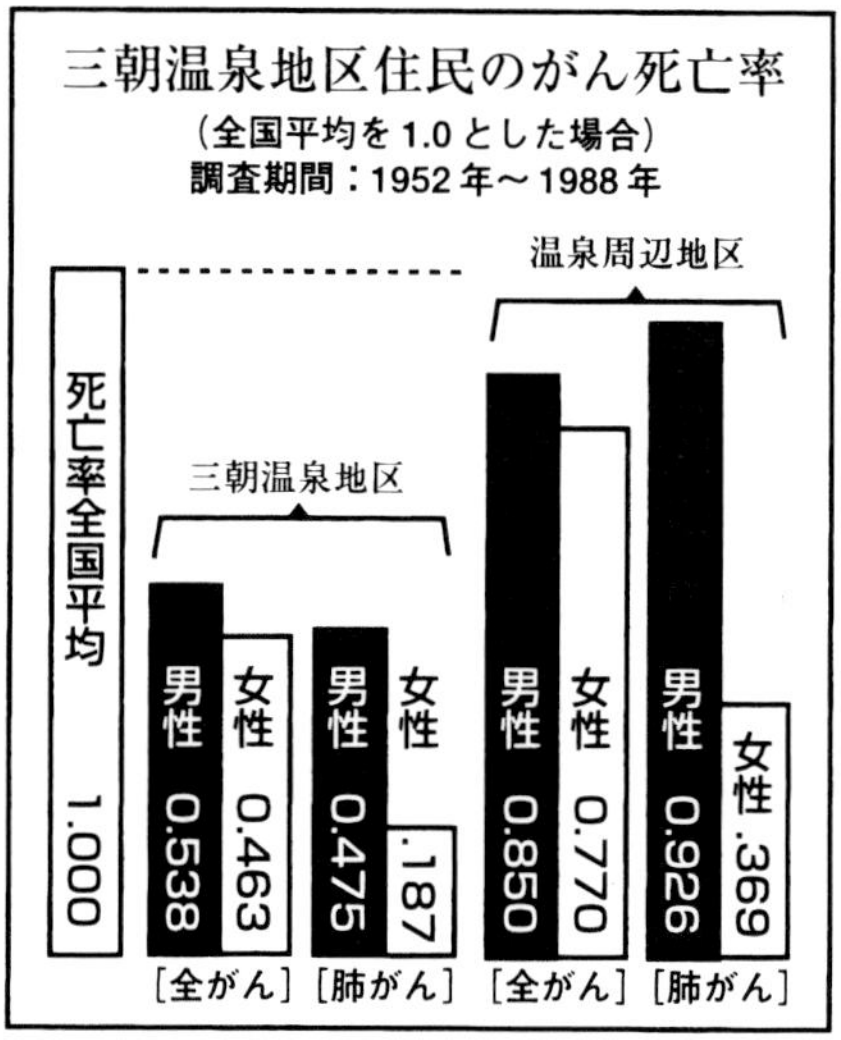

なりませんが、温泉が発見されたとされる平安時代からこの方、現実に癒しと療養の湯として利用されてきました。

御船《みふね》政明博士（元岡山大学助教授）が大阪府立成人病センター、国立がんセンター研究所、近畿大学との共同研究で、三七年間の統計解析を行い、およそ次のような報告をまとめています。三朝町の全住民をラドン温泉地域（約三、四〇〇人）と周辺農村地域（約五、五〇〇人）に分け、一九五二年～一九八八年の死亡原因を統計的に解析、人口の年齢構成なども調整した上で比較が行われました。

それによると、三七年間の全がん死亡率は、全国平均（一・〇）に対し、**三朝温泉地域が〇・五四**（男）、**〇・四六**（女）、**周辺農村地域が 〇・八五**（男）、**〇・七七**（女）と、いずれも大差を示しました。

次に周辺農村のがん死亡率を一・〇として、三朝温泉地域のデータを評価したところ、**全がん死亡率で 〇・六七**、**胃がんで 〇・五九** と、三朝温泉地域の方がはっきりとがん死亡が少ないことが証明されています（肺がんや大腸がんでも同様の傾向を確認）。

温泉地域では空気中のラドンの吸入が自然に行われることに加えて、温泉では「飲泉」と称して温泉水を飲む習慣がありますが、飲用による直接的な影響が大きいすい臓、胃、大腸のがんが低かったことを研究グループは重視し、**「自然界のラドンの危険性は高く見積もられ過ぎている、低線量被浴の影響を科学的に調べ直すべきだ」**と提言しています。

また、三朝温泉でがん死亡率が低くなる原因が、温泉の温熱効果や化学的効果によるものか否かを確認するため、別の研究者がラドン温泉でない別府温泉（大分県）を対照として同様の調査を行っています。

その結果、別府温泉では、その周辺地域との間でがん死亡率に差がないことが明らかになっています。このことからも、ラドン（ラジウム）ががん死亡率を低下させる要因であると考えることができます。

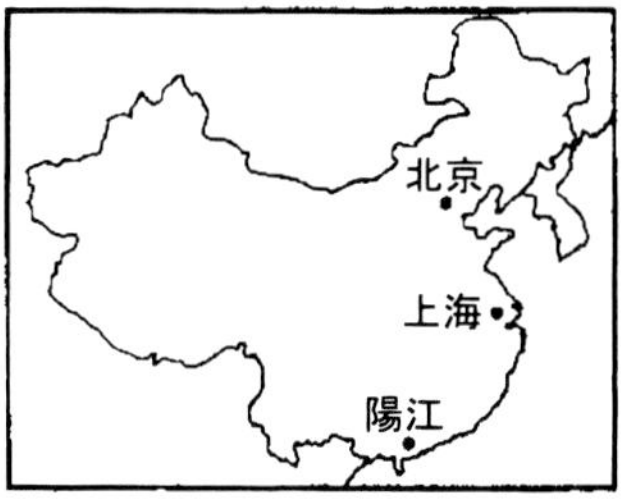

広東省（陽江）の高自然放射線地域

広東省の陽江には自然放射線が他に比べて高い村落が 三八四 もあることが判明しています。中国政府の湖南省労働衛生研究所は、このうち二地区で長期にわたり放射線量と村民の健康状態の調査を継続しています。村での自然放射線量は、年間五・四五ミリシーベルトとされていますが、地層に花崗岩（ウランやトリウムなど放射線を発する鉱物に富む）が多いことによるもので、一般地域と比べて地表付近の土壌にウランが約四倍強、トリウムが約六倍強、ラジウムが約六倍含まれています。ウランは水に溶けて植物に吸収され、水に溶けないトリウムは土壌に留まる傾向にありますから、村民は食物からウランを、大気からラドンを摂取しています。民家の壁は花崗岩でできたレンガで作られていることが多く、室内でも高い自然放射線が観測されることが多いといいます。

報告によると、中国の平均的な年間自然放射線量が 約二・〇 ミリシーベルト であるのに対して、前述のように、陽江では五・五ミリシーベルト（中国の年間平均値の約二・七倍）とされています。湖南省労働衛生研究所の資料によると、一般地域の各がんの平均死亡率を一〇〇％としたとき、この陽江では、肺がんの死亡率が七三％、胃がんは四八％という統計結果が出ています。

根拠のないラドン規制（米国）

米国環境保護局（EPA）は、数年前に「ラドンはあなたの家の中で健康をおびやかす」というテレビ放送を行いました。居心地のよさそうな居間で遊ぶ子供たちが、ラドンに被浴すると、たちまち全員が骸骨に変わってしまうという映像でした。環境保護局の主張は当たっているのでしょうか。

実はこの環境保護局による主張は、五〇年も前のコロラド州のウラニウム鉱山での調査に基づいています。大戦後、核兵器への関心から、世を挙げてウラニウムの探索が推進されましたが、どこでも鉱山はみな塵埃《じんあい》が充満し、換気が不完全で、煙で大気がよどんだ作業環境であったのです。鉱夫自身も喫煙もしますから、そのため知らず知らずのうちにがんの危険性が高かったことは明白です。したがって、データには信頼性がありません。特に当時の放射線のレベルが明確ではありません。

ピッツバーグ大学の放射線物理学者コーエン博士（Bernard L. Cohen）は、前述のように、米国内の各地における肺がんと居住地のラドン濃度の関連を繰り返し調査のうえ、これを分析し、米国保健物理学会誌（Health Physics）上で数回にわたり論文を発表しています。

その結果、ラドン濃度が高い地域では肺がんの発生率が大幅に低いことが確認されています。

コーエン博士は「この結果はLNT仮説が予見していたことと完全に矛盾する」と結論付けています。

また、バージニア州のラップ博士（物理学者・放射線コンサルタント）はモリス郡でのがん発生率を調査しました。この地域のラドン濃度は環境保護局が定める最大許容量の二倍に達しています。環境保護局の危険性の計算に従えば、喫煙による肺がん死以外に、年間三七名の肺がんによる死者が出るはずでした。ところが、ラップ博士の調査では、モリス郡全体で肺がんによる死者は年間一九〇件にすぎません。

前述のコーエン博士らは、一九九一年の論文中でこう述べています。「ここではラドン以上の大問題が存亡の岐路に立っている。もし直線仮説［LNT仮説］がラドンで成立しなくなったら、間違いなく他のすべての種類の放射線についてもこの仮説が成立しなくなる」。

C・ムーアという研究者は、ある雑誌の記事でこう述べています。「環境保護局はコーエンの報告には耳を貸さず沈黙を守っている。もし、コーエンの結論が正しければ、環境保護局はラドンの恐怖をまき散らしたうえで、それに我々の税金を投じ、我々の心の平安をかき乱したことになる」。

ラドン治療所(1)

アルプス山系にある、ラドン温泉で有名なオーストリアのバートガシュタイン（Badgastein）は海抜約千メートルの高地にある保養・観光地です（現地ではバートガスタインと発音していますが、ここでは一般の慣用に従って表記します）。ここにはガシュタイン研究所というラドン治療の研究機関が設けられていますが、この研究所が発行している文献によると、「一般に放射線は

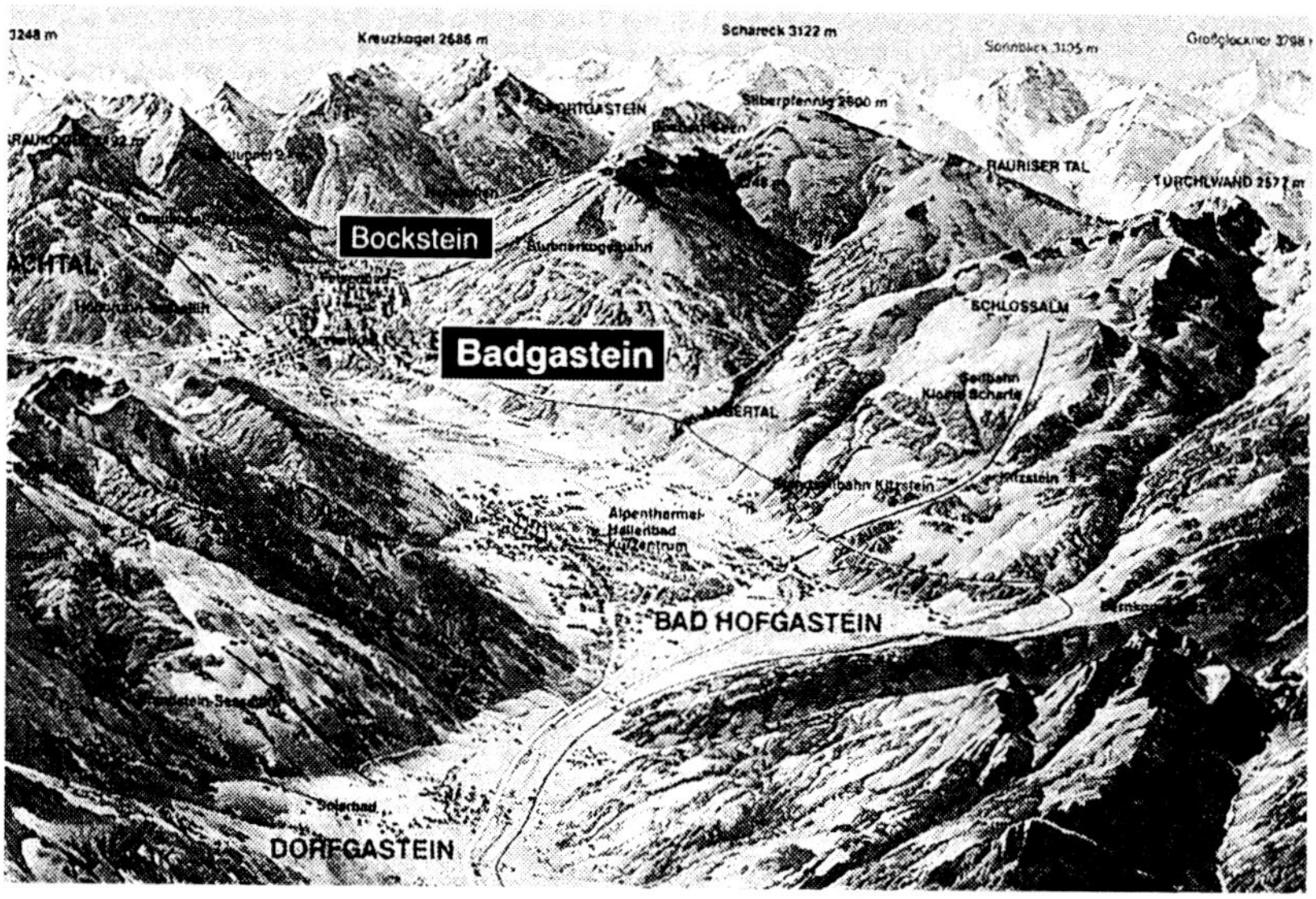

脊椎などの痛みを和らげるのに著しい効果があるが、通常の温泉浴にも鎮痛作用がある。ただし、最近判明したことであるが、温泉にラドンが含まれていない通常の温泉浴での痛みの緩和効果は、治療期間が長くなるにつれて少しずつ増加していくが、温泉浴を停止すると効果が急激に低下する。ところが、温泉にラドンが含まれていると、治療を止めても長い期間にわたってその効果が漸増していく」といいます。

バートガシュタイン（「ガシュタイン温泉」の意）は、町の各ホテルにあるラドン温泉もさることながら、ハイルシュトレン（Heilstollen「治療坑道」の意）と呼ばれる旧坑道でのラドン治療でも知られています。最初はナチスが金《きん》を求めて試掘したとされていますが、「金《きん》より価値のあるものを掘りあてた」という人もいるほどです。坑道入口には病院があり、病院に通院しながら坑道浴ができる施設となっています。利用者は医師の指導にしたがって、専用のトロッコ列車で坑道に入り治療を受けます。

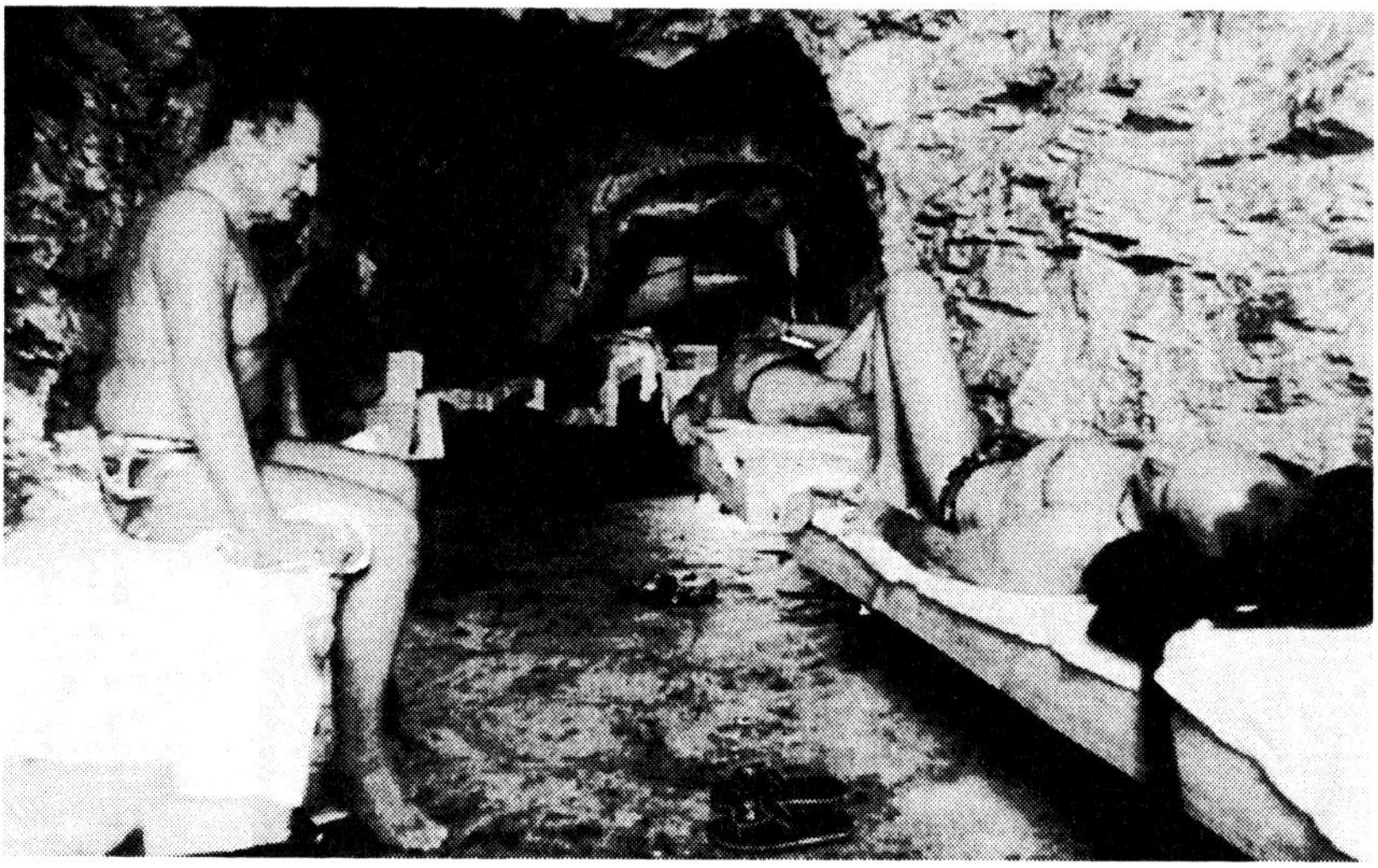

洞窟の奥は日本のラジウム温泉浴室などと比較すると、桁違いに高い濃度のラドンガスが充満しているといいます。適応症は、慢性多発性関節炎、リウマチ、末梢血管疾患、神経痛、高血圧などの疾患とされています。

このハイルシュトレンの評価委員長を二〇年も続けてこられたインスブルック大学医学部のデーチェン教授（Prof. Peter Deetjen）によると、「リウマチ性関節炎、その他痛みを伴う中高年病の患者さんの七五％が、痛みを忘れて帰って行き、翌年またやってくる。つまり、一年間ぐらいは痛みを忘れるというのが一般的です。その後、何年も続けて来られる患者さんの状態をフォローアップした結果、年齢にもよるが、次第に難病が治っていく例が多い」とのことです。

最近では「健康と若さを維持することを目的に来られる中高年カップルも増えている」といいます。

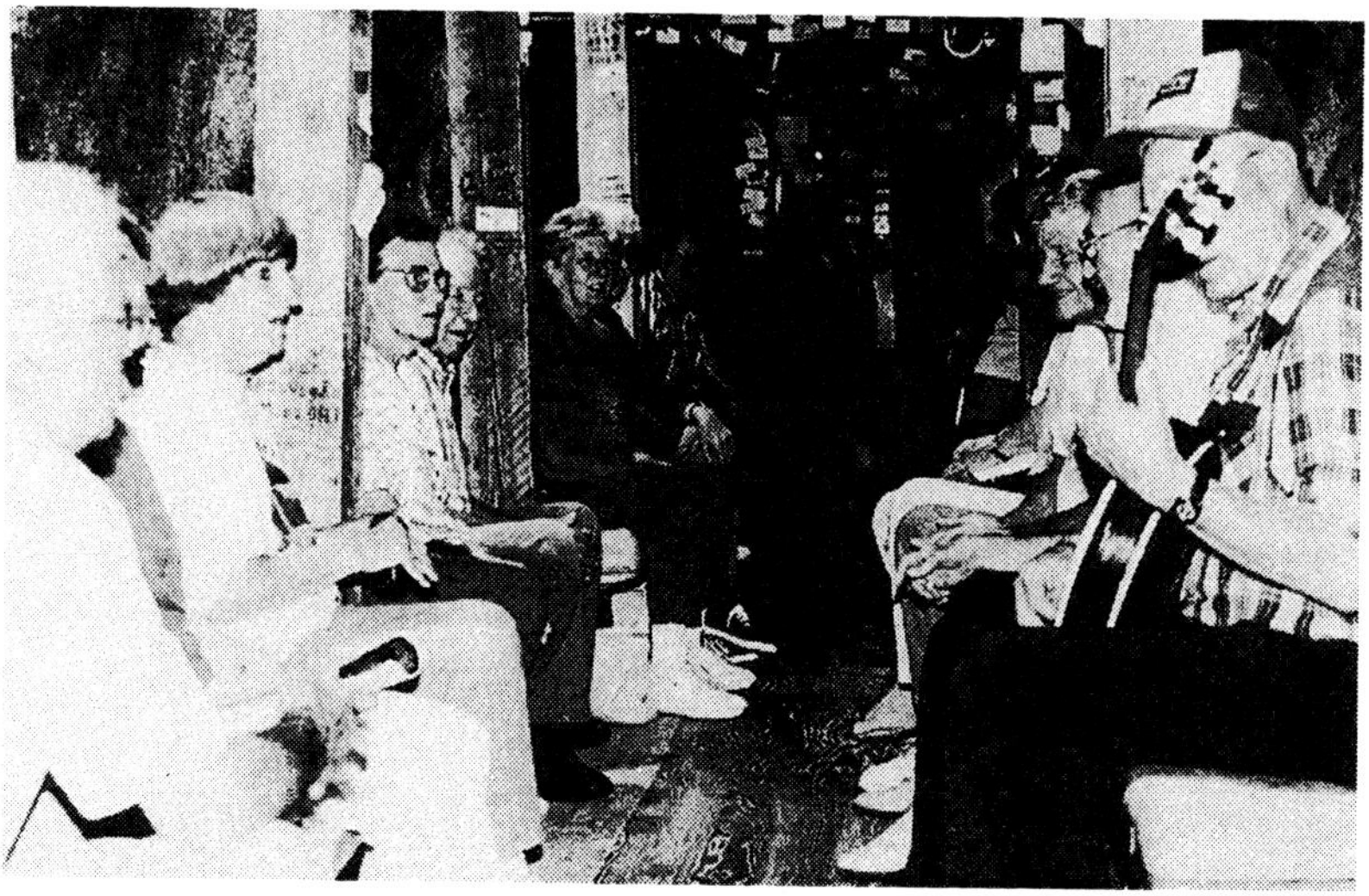

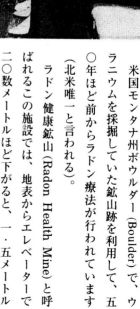

ラドン治療所 (2)

米国モンタナ州ボウルダー（Boulder）で、ウラニウムを採掘していた鉱山跡を利用して、五〇年ほど前からラドン療法が行われています（北米唯一と言われる）。

ラドン健康鉱山（Radon Health Mine）と呼ばれるこの施設では、地表からエレベーターで二〇数メートルほど下がると、一・五メートル幅ほどのトンネルに着きます。トンネルの全長は一二〇メートルもありますが、随所に椅子、長椅子が置かれ、書籍や雑誌がふんだんに用意されていて、来訪者が自由に時間を過すことができるよう配慮されています。

ここでも腰痛、リウマチ性関節炎、多発性脊椎硬化症など、多くの患者さんが痛みから解放されています。米国環境保護局がラドンを危険物質とする一方で、ラドンを求めて来訪する全米、カナダからの患者さんが救われているというまぎれもない事実があるのです。

第六章　ホルミシス現象

ニセ科学はその真偽の追及を阻止して、同意を求める。

――カール・セーガン（宇宙科学者）――

すべての真実は三つの段階を経る…。まず嘲けられ、次に猛反対され、最後に自明のこととして認められる。

――アーサー・C・クラーク――

ラッキー・ストライク

前述のように、一九八二年に生命科学者ラッキー教授（当時ミズーリ大学）が、米国保健物理学会誌（Health Physics）上で発表された論文は、本来世界中の放射線・原子力関係者が驚愕させられて当然のものでした。「低線量放射線の生体効果」について書かれ、二〇〇の参考文献を付したものであったからです。

しかし、実際には世界中の専門家により、この論文は無視されてしまいます。一般にこうした重要な論文が発表されると、三ヶ月で騒然たる様相を呈し、一年以内に学会内での大きな動きとなるのが普通です。ところが、ラッキー博士の投げた球は「ラッキー・ストライク」（大当り）になるどころか、しばらくは無視され、放置されたままの状態に置かれたのです。

ところが、一九八四年もクリスマスに近い頃、電力中央研究所の服部禎男博士は、一人の若い研究員から、問題のラッキー博士の論文のコピーを受け取ったのです。論文は「少量の放射線は免疫機能を促進するなど、身体組織に活性化をもたらし、生殖機能を増大させ、寿命を伸ばすなど、多方面でバイオポジティブ（生体活性）な効果を示す」という内容でした。同時にラッキー博士はその効果を「放射線ホルミシス」と命名しています。服部 博士は年末年始の休日を費やして、これを読み終えられたそうですが、「少しでも放射線は有害であると学んで、仕事に取り組んできたそれまでの自分および周りの仲間たちの常識とは、あまりにもかけ離れた主張であった」から、「ある怒りに近い驚きに浸っていた」とご自身で述懐しておられます。

一九八五年一月、服部 博士 は米国電力研究所（EPRI）の理事長フロイド・カラー氏に、ラッキー論文のコピーを同封して、米国側の責任ある見解を要求した激しい内容の手紙を送達されています。ラッキー博士が投げたストライクを、世界で初めて打ち返したのが 服部 博士 であったと言えます。米国電力研究所とエネルギー省（DOE）による共同依頼が、実際にカリフォルニア大学医学部（バークレー）に出され、同大学はラッキー論文の検討会をオークランドで開催したのです（一九八五年八月）。当初、二〇名ほどの医学者を集める予定で開催を発表したところ、これに関心のあった科学者たちが、世界中からデータ持参でオークランドに参集しました。結局、最終的には、実に一〇〇名を超える専門家による会議に膨れ上がってしまったのです。以後、この会議は「放射線ホルミシス第一回国際シンポジウム」と呼ばれることになります。

その後の展開については、この歴史的なシンポジウム開催の引き金役となられた 服部 禎男 博士 は次のように述べておられます。

日本でも電力中央研究所が、まず文献などで検討を続け、「ラッキー教授の主張がもし正しいのであれば、我々も社会も重大な誤ちを犯している。電力中央研究所はこの問題を十分解明する責任がある」との視点で、一九八八年からまず岡山大学医学部と共同で実験を始め、一九八九年から多くの大学医学部や放射線医学総合研究所と共同研究を開始しました。

すると、すでに東北大学医学部 坂本澄彦教授（現 東北大学名誉教授）らの研究グループでは、低レベル全身照射をすでに臨床に適用してがんの再発を抑制していることなどが判明します。二十年以上にわたる基礎研究の成果に基づき、患者さんの承諾を得たうえで低線量照射による臨床治療が行われていたのです。在来の方法では、悪性リンパ腫の生存率は 五〇 ％ ですが、坂本流の全身（または上半身）への低線量照射併用で 八四 ％ の生存率になったのです。すでに「直線仮説」が臨床の場でも否定されていたことになります。

日本での動物実験

これを受けて、電力中央研究所では、直ちに多くの専門家に動物実験を依頼するのですが、左記のように次々と興味ある報告が集まってきました。難解なようであれば、読み飛ばしても一向に差し支えありません。ただし、特に最後の (5) に見るように、従来いわゆる難病と考えられてきた疾病の「進行を阻止し、快復させる」とある点に注目してください。「放射線ホルミシス」が、**二十一世紀の新しい医療形態となる可能性**があることを示唆しています。あるいは、これによって不老長寿への可能性が拓かれたという人さえ現われました。

(1) ［右記の］坂本方式（東北大学）の成功を坂本教授は免疫系の活性化で説明されましたが、もう一つ、がん抑制遺伝子活性化のデータによっても説明できることが解明されました。「*p53* 遺伝子」が活性化し、DNA修復能活性化のほか、細胞のアポトーシスによるがん細胞のような異常細胞排除能[注1]の向上が寄与していることがわかったのです（奈良医科大学・大西教授）。

(2) ラジウム温泉など低線量放射線による不老長寿の効果が、三要素「老化を防ぐSOD酵素の増加」「細胞の酸化で生じる細胞膜過酸化脂質の減少」「脳細胞膜の透過性の上昇」によって示されました（岡山大学・森教授、電中研・山岡研究員）。

(3) 低レベル放射線の事前照射が、フリーラジカルの危害を抑える抗酸化物質の生成に加えて、DNA修復能の上昇やアポトーシス機能の高揚を促すことが考えられますが、あとの致死レベルの放射線に対しても極めて抵抗力の強い状態を作りだすという生体反応が示され、「生命体の適応応答現象」として国連科学委員会報告書（一九九四年）に盛り込まれました（大阪府立大学・米沢教授）。

(4) 三朝温泉に近い場所のラジウム温泉水（池田鉱泉水）を用いた実験で、ウサギのラドンガス吸入により、インシュリン（糖代謝）のほか、メチオニンエンケファリン（鎮痛）、ベータエンドルフィン（壮快）、アドレナリン（活発）などのホルモンが増加することが確認されました（岡山大学・古元教授、電中研・山岡研究員）。

(5) SODの増加だけではなく、細胞の酸化を阻止する酵素グルタチオンペルオキシダーゼの大幅な増加も確認されました。このことから、活性酸素によって局所の細胞が酸化消滅することが主な原因の一つと考えられる、次のような多くの難病の進行を阻止し快復させることが予想されます。糖尿病、C型肝炎、筋萎縮症、アルツハイマー、パーキンソン、リウマチ、アトピー、各種アレルギー、老人性痴呆症（東京大学・二木教授、高橋助手、電中研・山岡研究員）。

(1) DNA異常など、細胞に本質的な異常が発見されると、その細胞のみならず、周辺からも自殺指令が出て、核破砕という即死的な細胞自殺が起こるが、これをアポトーシス（apoptosis）という。アポトーシスでは細胞が萎縮・断片化し、核自体の崩壊を伴うことも多く、細胞が内外の状況を自主的に判断して選んだ死、文字通り積極的な「自爆」（プログラムされた死）。これに対して「壊死」（necrosis）は、細胞が膨張・破裂して起こる細胞死で、細胞が生きられないような重い障害や環境の激変に遭遇して起こる受け身の死。

ホルミシス効果のメカニズム

まだ必ずしも「放射線ホルミシス」のメカニズムの全貌が解明されたわけではありません。それでも各大学医学部で、哺乳動物による実験や人間の臨床治療を通じて、低線量放射線（年間の自然放射線量の約十倍から百倍の量の放射線を数十秒以内で照射）による「ホルミシス」の現象が続々確認されています。

(1) DNAの修復とアポトーシス（分子レベル）

これは生命体の適応応答であり、低レベルの電離放射線が、DNAの修復に関与する特殊なタンパク質の産生を促します。マウスへのX線全身照射で確認されたところによると、照射しない場合に比べてあらゆる臓器の細胞でがん抑制遺伝子 *p53* が作るタンパクが飛躍的に増加を見せました。遺伝子修復機能と細胞のアポトーシス機能の活性化が促されるわけです。

(2) フリーラジカルの無毒化（分子レベル）

一九八七年、ファイネンデーゲン(Ludwig E. Feinendegen)博士とその共同研究者によって証明されたところによると、低線量の電離放射線には、DNA合成を一時的に抑制する働きがあります（照射五時間後に抑制の度合いが最大になる）。このDNA合成作用の一時的停止は、照射を受けた細胞が時間をかけて自己修復するための時間を与えてくれます。また、その間にフリーラジカルのスカベンジャー（掃除屋）の産生が促され、照射を受けた細胞がさらに照射を受けた際、それに対する抵抗力が高くなるのです。マウスの全身にX線を照射すると、活性酸素に対抗して身体を守る抗酸化物質SOD（スーパーオキサイドディスムターゼ）やGPX（グルタチオンペルオキシダーゼ）が増加することが確認されています。

(3) 免疫系の刺激（細胞レベル）

短時間に一度に照射される高線量の電離放射線は、免疫機能を抑制しますが、数多くの研究が、低線量の放射線には免疫系の機能を上昇させる働きがあることを示しています。古くは二〇世紀初頭、低線量放射線を受けたマウスは細菌性疾患に対し、より高い抵抗力を示すことが確認されています（Russ 一九〇九年）が、後年ラッキー博士は低線量電離放射線がもつ免疫刺激作用を証明する多くの実例を集めて発表しています（Luckey 一九八二年）。その後、東北大学による動物実験や臨床研究でも、免疫系で重要な役割を果たす「ヘルパーT細胞」の増加が確認されています。

過剰防衛は政治経済問題

一九九八年、米国のある上院議員がハーバード大学での講演の中で次のように述べています（P・V・ドメニチ）[注1]。「我々は放射線のリスクに対して、『直線しきい値なし仮説』に固執している。このため自然放射線のわずか一％であっても規制が必要になっている。実際に自然放射線の五％に満たないレベルの放射性廃棄物の処理に毎年五〇億ドルの支出をしている。他方、多くの科学者は、生物は数百万年前から自然放射線の中で生きてきたから、この程度の放射線には適応しているはずで、その障害はあっても極微であると主張している。低線量放射線は健康によいという報告さえある」。これは直線仮説にこだわることが、政治的、経済的にも如何に大きな問題を生じているかを、政治家の立場から鋭く指摘したものです。

(1) Pete V. Domenici ニューメキシコ州選出の共和党上院議員。

一方、日本での実態はどうなのでしょうか？　この点について近藤宗平博士はこう書いておられます。「現実には、日本人は世界の常識を超えて放射線を怖がりすぎている。放射線は微量でも危険だという証拠がないことを、政府は国民に知らせないで、危険を防ぐため便宜的に放射線の量的規制を行っている。政府の放射線管理規制の行きすぎの弊害と無駄づかいが少なくない。正しく放射線の影響を理解するための教育はなされていない」（『人は放射線になぜ弱いか』講談社）。

行政の過剰防衛、つまり今の放射線管理の施策は、経済的には膨大な経費の無駄づかいを生み、心理的には不要の不安感を国民に植え付ける結果になっているのです。また、「ホルミシス」という健康上極めて注目すべき現象からも、一般の目を遠ざけてしまうことにもなっているのです。

RSH

マサチューセッツ州に事務局を置く、ＲＳＨと略称される国際的な組織があります。放射線(Radiation)、科学(Science)、健康(Health)、すなわちＲＳＨという名称の研究・教育のための非営利の法人組織です。科学的データに基づき、現在の放射線パラダイム「直線仮説」が誤りであることを示し、放射線の取り扱いに関わる政策の見直しを提言することを主要な目的としています。原子力工学の専門家マカハイド氏(James Muckerheide)を会長、ノーベル生理学・医学賞受賞者ヤロウ(Rosalyn S. Yalow)を名誉理事に頂く理事会は、「放射線ホルミシス」の研究分野では錚々《そうそう》たる世界的権威がその名を連ね、日本からは電力中央研究所　名誉特別顧問（元　東京工業大学　客員教授）服部　禎男　博士、大阪大学名誉教授　近藤　宗平　博士　が理事として参画しておられます。

前述のドメニチ上院議員は、アメリカにおける冗費を五〇億ドル（／年）としていますが、このRSHの見解によれば、「直線仮説」を前提としているため「一般の健康にほとんど貢献しないのに、無駄に使われているコストが、世界中では二兆ドルに達している。大衆の不安と膨大な経費支出を作り出すだけで、一般の健康保持には逆作用を生んでいる」とのことです。

そのうえで、RSHは各界の権威者の見解を要約した資料を刊行していますが、次にその一部を引用しておきます。

■「自然放射線量が多い地域の住民、放射線に当たった労働者、治療または医療事故により放射線に当たった患者さんに関する研究が行われてきている。バックグラウンド放射線量が通常レベルの三〜十倍に増大しても、有害な影響があるという証拠は見つかっていない。核実験に参画した米国兵士に、白血病、その他のがんの増大は見られないし、家庭で高濃度のラドンにさらされている非喫煙者に肺がんの増大は認められない。過剰な法規制や達成可能な限り低くすべきだとする健康管理基準は、これらと原子爆弾による放射線とを結び付けてしまったもので、どんなレベルの放射線であれ、危険視すべしという風土を作りあげてしまった。しかし、医療に用いられる程度の放射線被曝が有害であるという証拠はまったくない。いかなるレベルの放射線に対しても、不当にも過剰な不安を抱くことは、医療、科学、産業における放射線や放射能を有効に利用する道を閉ざしてしまうことになる」。
—ノーベル生理学・医学賞受賞者　ロザリン・S・ヤロウ (Rosalyn S. Yalow)—

■（直線仮説を低レベル放射線の健康影響の算定に利用することは）「我々の科学遺産への重大な背徳行為である」。

—元　国際放射線防護委員会委員、米国放射線防護委員会議長

ローリストン・テイラー（Lauriston Taylor）—

■（国際放射線防護委員会の勧告に対して）「最近の科学的、疫学的データを検討の結果、当アカデミーでは、すでに一九八九年に発表した見解を再度確認することとなった。すなわち、現在施行されている（管理）基準値の引き下げを正当化する科学的理由は存在しない」。

—フランス科学アカデミー（一九九五年）—

■「常々感じていることだが、高い線量域において、その効果が線量に正比例するからといって、極めて低い線量でも、あるいはどんなに低い線量であっても、それに見合った同じ影響が必ずあるという議論はナンセンスである」。

—元　放射線の影響に関する国連科学委員、国際放射線防護委員

W・Vメイノード教授（Prof. W.V. Mayneord, Radiation and Health, 1964）—

■「現行の放射線による発がんモデルは、現在の腫瘍学と一致しないだけではなく、もっと深刻な点は、そのせいで放射線の危険について無数の誤解を生み出してしまったことにある。私が最も懸念するのは、我々が健康・環境問題を回避しようと努力してみても、放射線学説そのものがこれらの問題を一層深刻化させているのではという点にある。私はためらいなく言

うが、これこそ、今世紀最大の科学的スキャンダルである」。

―元 ストックホルム放射線物理学協会

G・ヴァリンダー教授(Prof. Gunner Walinder, Ph.D.)―

■「化学薬品と放射線の双方について、高濃度の影響を低濃度域に外挿するという現在の方式は間違っている。放射線に対する安全レベルは存在するのだ。大衆は必要以上に脅かされ、騙されてきたし、何千億ドルもが無駄に使われてきた。低レベル放射線による現象を冷静に、かつ迅速に検証することが最優先されるべきである」(「サイエンス」一九九六年九月)。

―「サイエンス」誌 名誉編集者 フィリップ・エイベルスン(Philip Abelson, Ph.D.)―

第七章　生活の場とホルミシス効果

自然放射線

私たちは自然放射線（バックグラウンド放射線）の中で生活しています。世界平均で二・四ミリシーベルト／年という量の自然放射線が、宇宙、大地、食物、大気から全く自覚されないまま体に入ってきます。

前述のように、世界中にはもともと大地が高めの放射能をもっている特異な場所が少なからずあります。こういった場所では、他の地域に比べて発がん率が有意に低いことが確認されています。

食品には必須ミネラルであるカリウムが含まれますが、そのため普通は体内に約一〇〇グラム以上のカリウムが存在しています。この天然のカリウムの一万分の一は放射能をもっていますから、私たちは例外なく常時体内に約〇・〇一グラム程度の放射性カリウムを蓄えているのです。放射能の単位で表現すれば、三、〇〇〇ベクレルの放射性カリウムが体内にあることになります（三、〇〇〇ベクレルとは、毎秒三、〇〇〇［個］の割合で放射線［放射性粒子］が発射されていることを意味します）。

もちろん、無視できる値ですが、飛行機で旅行すると、高度が高いため地上よりも体が受ける宇宙線の量が増加[注1]します。

一方、X線撮影やCTスキャン検査など、医療機関でも放射線を利用しています（医療用放射線）。これが人工放射線ですが、集団検診などでのX線撮影等を意味もなく恐れる必要はありま

(1) 宇宙線は一五〇〇メートル高くなるごとに約二倍になる。海面での年間実効線量は〇・二七ミリシーベルトだが、高度三六〇〇メートルのチベットのラサでは一・七ミリシーベルト。米国の宇宙飛行士の一回の飛行当たりの線量は〇・五～五ミリシーベルト。

せん。病気を治すことの方がはるかに大切なのです。

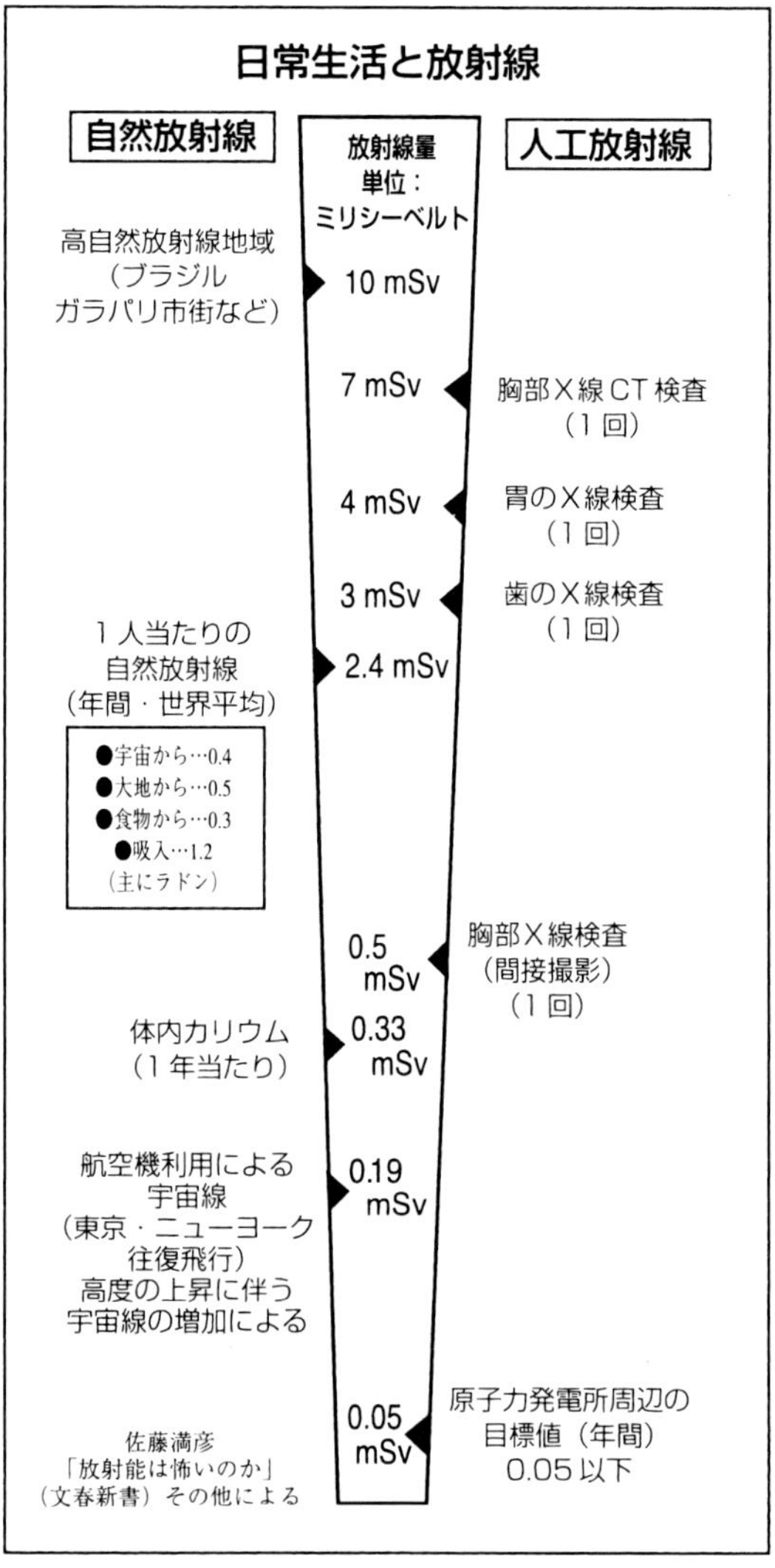

真実を追う人々

ここまで読み進まれた方々は、もはや「放射線は微量でも身体に悪い」（直線仮説）という科学的迷信を信じることはないでしょう。繰り返しになりますが、直線仮説は「放射線はどんなに微量でも毒」という「あてずっぽうの」誤った仮説でした。

その後、「放射線ホルミシス現象」が再確認されると、**「放射線は少しなら心配無用」**ということになります。

さらに調査研究が進むにつれ、**「微量の放射線があった方が健康によい」**と捉えられることになりました。

ここで当然ながら、こんな疑問が出てくるかもしれません。つまり、「微量」ではなく、放射線が「まったく」ない環境では、一体、生命活動はどうなるのかという疑問です。少なくとも今のところ、我々が知る限りでは、「放射線ゼロ」という環境下での生物学的・生理学的研究報告はあまり例[注1]がありません。ただし、「日本放射線技師会雑誌」（一九九七年五月号）に、診療放射線技師の加藤幸弘氏による「放射線ホルミシスについて」という論文があり、この中で著者は金庫を使ったゾウリムシの研究に触れておられます。すなわち、自然放射線を遮断するため鉛壁の金庫が二つ用意されて、その中でゾウリムシが飼育されました。金庫の鉛壁の厚さを片方は五センチ、もう一方は一〇センチとしたところ、五センチの方では全体の一〇％のゾウリムシが増殖したそうですが、一〇センチの金庫内では、五％が増殖したに過ぎないというのです。言い換えれば、放射線が自然環境レベル以下になると、「発育不良が起きる」ことになります。近藤宗平博士もゾウリムシやランソウは、宇宙線を遮断すると増殖速度が低下することを指摘しておられます。

自然放射線の遮断

［鉛壁の金庫でゾウリムシの飼育実験］

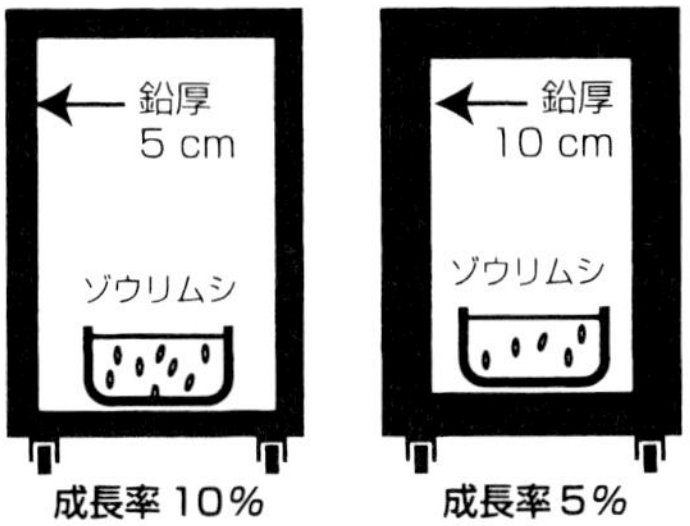

鉛壁の金庫で自然放射線を遮断した環境でゾウリムシを飼育。鉛壁が5センチの金庫では10％が増殖したが、鉛壁が10センチの場合は5％が増殖したにすぎない。放射線が過少になると発育不良が起きる。

(1) フランスのプラネル（H. Planel）らがゾウリムシを鉛で囲って対照（鉛で囲わないもの）と比較した結果、八日間の増殖率が対照の五九％に低下したという報告（一九七〇年）などがある（舘野之男『放射線と健康』岩波新書）。

現在に比べて、少なくとも何十倍、何百倍もの高い放射線にさらされていた太古の地球で誕生した生物は、こうした環境を前提として進化の道を歩んできたはずです。

このゾウリムシの例を考慮すると、「微量の放射線はあった方がよい」どころか、「**微量の放射線がなければ、生物の発生や成長が阻害される**」ということがわかります。

近藤宗平博士は、その著書で「我々の身体は少しの放射線にはびくともしない。その理由は、放射線による傷を見事に――それは神の手になるとしか言いようのない絶妙さで――治してくれる修復タンパクを細胞がもっているからである。このタンパクをつくる遺伝子はすべて祖先からもらったもので、生命を支える遺産である。最近の研究で、次のような驚くべきことがわかり始めた。放射線の傷の修繕にはミスが起こるが、p53というタンパクがそれを見つけて、細胞の自爆装置のスイッチを押して、不良細胞を廃棄処分にしてくれる。したがって、放射線の傷は完全に治るのである」（近藤宗平『人は放射線になぜ弱いか』講談社）と書いておられます。

そして微量の放射線照射により、がん抑制遺伝子*p53*が活性化されることは、前に述べた通りです。

こうして見ると、現在の地球はやはり「放射線欠乏状態」にあって、むしろ適量の放射線を補ってやることが望ましいと結論付けられそうです。

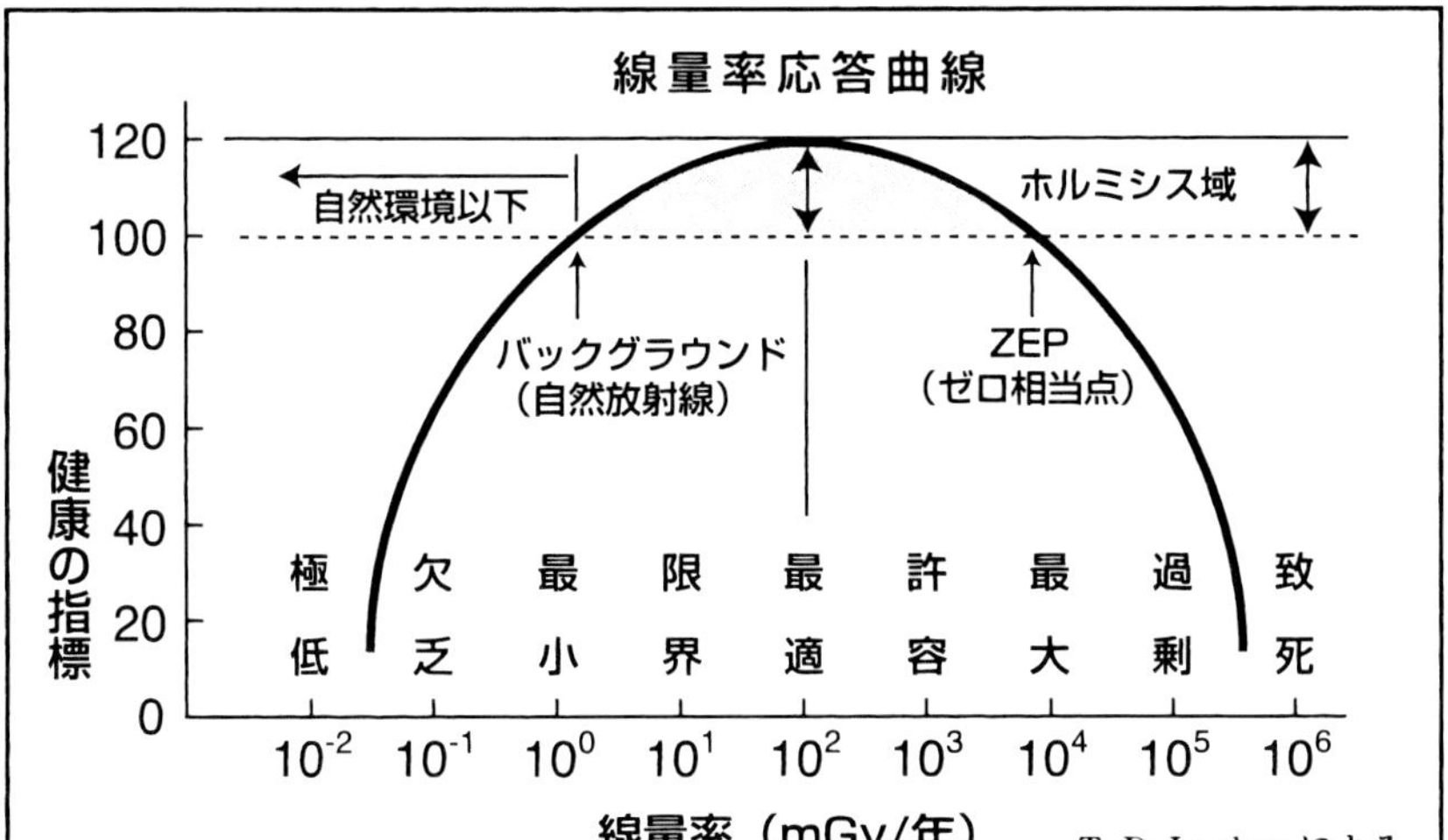

T. D. Luckey による

それでは適正値は?

「放射線ホルミシス」という現象が、まぎれもない事実であることは理解できました。それはとりも直さず、一部を除けば私たちが暮している場所の自然放射線量では低すぎること、できればより高い線量を受けることが望まれることを意味することになります。

すると問題は、「適正な放射線量はどれほどか」ということになります。

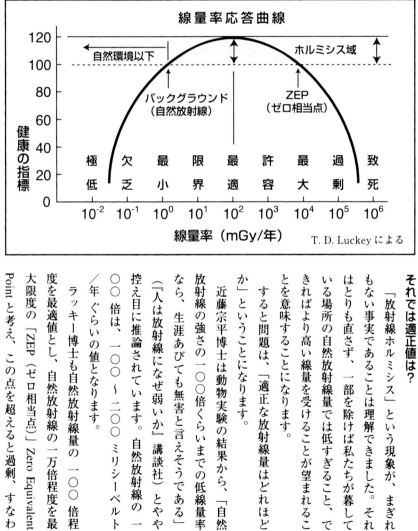

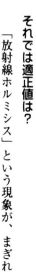

近藤宗平博士は動物実験の結果から、「自然放射線の強さの一〇〇倍くらいまでの低線量率なら、生涯あびても無害と言えそうである」(『人は放射線になぜ弱いか』講談社)とやや控え目に推論されています。自然放射線の一〇〇倍は、一〇〇~二〇〇ミリシーベルト/年ぐらいの値となります。

ラッキー博士も自然放射線量の一〇〇倍程度を最適値とし、自然放射線の一万倍程度を最大限度の「ZEP(ゼロ相当点)」Zero Equivalent Point と考え、この点を超えると過剰、すなわち有害になるだろうという**見解**を示しています。ラッキー博士の**結論**を要約すると、環境レベルの一〇〇倍程度が健康上最適であることになります（五七頁「線量率応答曲線」の図参照）。

「放射線ホルミシス」を要約すると…

低レベルの電離放射線の被浴は生命に有益な効果（生化学的活性作用）をもたらす。

――放射線の影響に関する国連科学委員会――

服部禎男博士（電力中央研究所名誉特別顧問）は、「放射線ホルミシス」の現象を要約して、「からだのどこかに一〇〇ミリシーベルトの電離放射線が当てられたことによって、そこに何兆個もの電子やイオンが発生します。生命体は常に、遺伝子の活性化と酵素やホルモンの産生によって、悪条件と闘おうとしています。**生命体のその想いは、電離放射線によって発生した電子やイオンによる化学反応の促進という好条件を、直ちに役立てようとする**のです」と述べておられます。

電離放射線が電子やイオンを体内に作りだし、これが結果的に**細胞の活性化、自然治癒力の促進、新陳代謝の亢進**などの作用を発揮しているのです。

また、服部博士は次のように述べておられます。

「電子の動きと生命は切っても切れない関係にある。放射線の生体に対する作用も、その根底にある**機構**は電離であり、また電子の励起によるフリーラジカルの発生である。（放射線）ホルミシス研究の独特な点は、これらと生命現象の関係を追及することにある。また、この現象は生命の基本原理と密接に関わり、究極には放射線と生命の起源および生物の進化の問題と関わってくる。この（放射線ホルミシスの）研究の発展によって、生命科学の一大飛躍がもたらされるかもしれない」（「エネルギーレビュー」一九九四年四月）。

「ほんの少しの放射線」とは?

二〇〇三年十一月に東京で開催された国際シンポジウムでは、「放射線ホルミシス」を世界で最初に提唱したラッキー博士の来日記念講演などを含む、放射線研究の世界最高権威五人による発表が行われました。そのうちのひとりから、現在、放射線治療で用いられている線量率の約十万分の一という「ほんの少しの放射線[注1]」をマウスにあてる実験で得た結果は、概略次の通りであったと発表されました。

(1)「ほんの少しの放射線」を三週間マウスに照射すると、**体を守る最も重要な免疫細胞の数が著しく増加し、免疫系で最も大切な細胞表面の分子が著しく増加**した。

その一方で、体を攻撃する異常な活性化細胞の数は減少し、炎症性や自己免疫疾患を疑わせる悪影響を及ぼす細胞は出現せず、**免疫系が理想状態**におかれた。

(2)従来行われてきた高線量率照射（短時間に多量の放射線を照射すること）を数回行うと、長期間にわたって例外なくがんの発生を見たが、それらの線量率の釣十万分の一の**「ほんの少しの放射線」を、マウスに対して五〇〇〇日間あて続けた場合には、積算すると従来の高線量率照射の照射量をはるかに上回っていたにもかかわらず、発がん例はゼロ**であった。

それどころか、弱い放射線を照射されたマウスは、**放射線が照射されていなかったマウスに比**

(1) 一・二ミリグレイ／時。自然放射線の世界平均の約一万倍。従来の放射線治療の約十万分の一。

べて、はるかに毛並みも良く、若々しく、活発であった。

(3) さまざまな重篤な病気を併発し、放置すれば約一五〇日で死んでしまうマウスに[注2]「**ほんの少しの放射線**」を五週間当てた結果、次のことが確認された。

■体を守る最も大切な細胞が著しく増加し、全身の臓器・組織を攻撃する異常な細胞が大幅に減少した。免疫系のいわば理想状態が作り出された。

■全身のリンパ節の腫れや蛋白尿、糸球体腎炎、全身の血管炎、および関節炎が著しく抑制された。

■脳・中枢神経系の炎症や出血が著しく抑えられた。

■寿命が著しく延びた。

■副作用はまったく認められなかった。

低線量率とは?

「低線量」とは「積算の量が少ない」ことを指し、「低線量率」とは、「じわじわとほんの少しずつ（単位時間にほんの少しずつ）」当てることをいいます。前述のような、低線量率の放射線が長期間にわたって照射された場合の発がん性についての実験研究は、これまでその報告例が極めて乏しく、大変に重要で、興味深い問題となっていました。低線量率の放射線は、その照射が長期間にわたって継続された場合でも、**線量率が自然放射線の世界平均の一万倍程度（一・二ミリグレイ／時）**であれば、がんを誘発することも、放射線障害によると思われる他の病態も惹起せず、外見上も病的な異常を生じないことが明らかになりました。**高線量を短時間で照射するの**

(2) 全身性のリンパ節腫脹（リンパ節の腫れ）、脾腫（脾臓の腫れ）、腎炎、肝炎、皮膚炎、腸炎、脳炎、慢性関節リウマチ、全身性エリテマトーデス、シェーグレン症候群、脳・中枢神経系の疾患などを併発的に自然発症するマウス。

と、同じ線量でも長時間かけて照射するのとでは、生体に対する影響はまったく異なったものとなる点が重要な点です。総量を積算して比較することはまったく無意味かつ無価値なのです。

生きていくためになくてはならない食塩の適量を毎日摂取することには問題がなくても、面倒だからといって、一ヶ月の必要量（日量の三〇倍）を一度に摂取したら、多分無事には済まないでしょう。単位時間に「ほんのすこしずつ」がまさにポイントなのです。

ある革新的開発技術者の着想と挑戦

そこで誰もが考えます。つまり、特殊な装置などを使わずに、日常生活の場で「ほんの少しの放射線」を用いて、「放射線ホルミシス効果」を作り出せないものだろうかという思いです。あらゆる場所を、例えば三朝温泉町のような環境に変えること、あるいは近づけることはできないのかということです。

また再三述べられてきたように、現在の地球が放射線欠乏症の状態にあるのであれば、ちょうど足りない栄養素を健康食品などで補給するように、日常的に適量の放射線を補う方法はないのかという問題だと言い換えることもできます。

昔から織物の町として知られる北関東のK市で、繊維製品の開発と製造を手掛けてこられた技術系経営者のK氏も、その思いに取りつかれた人の一人です。「放射線ホルミシス」の研究成果を耳にするにつけ、何とか「ホルミシス作用」をもった、家庭で使えるような生活用品を作れないものかという想いに、いつしかとりつかれたのです。

いろいろと専門家の方々の意見を聞いたり、あれこれと自分でも試行錯誤を繰り返すうちに、天然鉱石類、特に俗にレアアース(Rare Earth)と呼ばれる希土類元素に秘められたパワーを利用するというアイデアを得ました。もちろん、アイデアだけでは前に進みません。単なる夢物語か男のロマンで留まってしまいます。

ある日、K氏の果敢な挑戦が始まりました。もちろん、それは未開拓に近い分野で、研究文献なども極めて乏しく、その苦労は並大抵のものではありませんでした。

「石」のちから

地球上の土壌や岩石には、大なり小なり線量率の低い放射線を出すものがあります。いわゆる珪藻土《けいそうど》ですら、極めて微弱ではあっても放射線を出していると言われます。日本各地の地面からの自然放射線量は年平均で〇・九九ミリシーベルトですが、岐阜県が一・一九ミリシーベルトで最も高く、神奈川県が〇・八一ミリシーベルトと最低の値を示しています。大地の放射線は花崗岩《かこうがん》質の地域で高くなっていますが、花崗岩はウラン、カリウムなど放射性物質の含有量が多いためです。日本全国を眺めると、自然放射線量はどちらかというと「西高東低」の傾向があります。

その他、自然界に低線量率の放射線を出すものを求めると、ある種の天然の鉱石に行き当ります。レアアース（希土類鉱物）と呼ばれるもので、下表にまとめた十七の元素のいずれかを含んでいることが普通です。この元素群を「ランタノイド」と総称することがありますが、そ

天然希土類元素

原子番号 57～71 までの 15 元素（ランタニド系列）
および原子番号 21 と 39 の 2 元素

57	ランタン	Lanthanum (La)	66	ジスプロジウム	Dysprosium (Dy)
58	セリウム	Cerium (Ce)	67	ホルミウム	Holmium (Ho)
59	プラセオジミウム	Praseodymium (Pr)	68	エルビウム	Erbium (Er)
60	ネオディミウム	Neodymium (Nd)	69	ツリウム	Thulium (Tm)
61	プロメチウム	Promethium (Pm)	70	イッテルビウム	Ytterbium (Yb)
62	サマリウム	Samarium (Sm)	71	ルテチウム	Lutetium (Lu)
63	ユーロピウム	Europium (Eu)			
64	ガドリニウム	Gadolinium (Gd)	21	スカンジウム	Scandium (Sc)
65	テルビウム	Terbium (Tb)	39	イットリウム	Yttrium (Y)

れぞれが（同位体を含めて）アルファ壊変、ベータプラス（陽電子）壊変、ベータマイナス（電子）壊変、ガンマ壊変する特性をもっていることが多いのです（壊変 disintegration は「崩壊」ともいう）。ですから、この種の元素を含む鉱石類が、もちろん微量ではあっても、大なり小なり放射線を出して、空気中にイオンを作りだしていることも知られています。

また、トルマリンに代表される一群の電気石《せき》、ドラバイト（苦土電気石《くどでんきせき》）、ウバイト（灰電気《かいでんき》石《せき》）、エルバイト（リチア電気石）、スコール（鉄電気石）などは、いずれもが電気的な極性をもっています。すなわち、どんなに粉砕を続けて行っても、一つひとつが小さな永久電池としての働きをもつと考えられています。

ジルコン（風信子《ふうしんし》鉱）と呼ばれる鉱石には遠赤外線の放射体としての働きがあることがわかっています。さらに多孔質鉱石には、悪臭ガスを吸収したり、細菌を吸着・吸蔵する機能があります。

第八章　「パウダーS」とマイナスイオン

超微粒子効果

　ここに一センチ角の立方体の鉄材があるとしましょう。鉄のサイコロを想像してください。全表面積は六平方センチです。「賽《さい》の目に切る」ということばがありますが、このサイコロをさらに小さく切って行くと、表面積がどんどん増えていきます。鉄の表面にある電気エネルギーについて見れば、表面積が大きければ、それだけ電荷も高くなります。現在のいわゆるナノテクノロジーによれば、この鉄材を普通の顕微鏡では見えないほどの、細かな粒子に分割することも可能です。粉砕により表面積は幾何級数的に増大しますから、例えば小さじ四分の一の粒子がもつ表面積が、現実にサッカー競技場の面積よりも大きくなるのです。これだけ大きな表面積をもつことにより、目に見える普通の世界では考えられないような、表面エネルギーを発生させることになり、これが活性度の高いエネルギー源としての働きをもつことになります。

　K氏は多種多様な天然鉱石を混合したうえで、微粒子に粉砕して、これを焼結し、さらにはこれを再粉砕して、元になる原料を試作する

「パウダーS」補助共振結晶体
（極性結晶体セラミック）

天然希土類鉱物
ドラバイト（苦土電気石）Dravite
スコール（鉄電気石）Schorl
ウバイト（灰電気石）Uvite
エルバイト（リチア電気石）Elbaite
アパタイト（燐灰石）Apatite
ペグマタイトPegmatite
トルマリン（電気石）Tourmaline
チタン鉱 Titanium
ジルコン（風信子鉱）Zircon
多孔質鉱石

▼
混合 ▶ 粉砕 ▶ 焼結
▼
塗布 ◀ 仕上 ◀ 再粉砕
▼
陰イオン放出 ＋ **遠赤外線放射**

という手順を繰り返しました。

原料を超微粒子化することにより、通常の一般常識では考えられない挙動がいろいろと観測されることになったのです。

K氏がこの段階で完成させた処方を、ここでは便宜上「パウダーS」という仮称で呼ぶことしましょう（これは商品名ではなく、本書での便宜的な呼称です）。

「パウダーS」を特殊なバインダーを使って液状にし、一定量を繊維（シーツ）に塗布して、放射線量が計測されました。シーツから五ミリ離れた位置では、約〇・〇六マイクロシーベルト／時（実測値）、シーツに密着した位置では約〇・一マイクロシーベルト／時（推定値）という値を示しました。この〇・一マイクロシーベルト／時を一年の値に換算すると、約〇・九ミリシーベルトです。もし、このシーツを敷いて毎日八時間（二四時間の三分の一）の睡眠を取ると、自然放射線以外に約〇・三ミリシーベルト／年を余分に被浴できる結果となります。ところが、さらにこの「パウダーS」については、あるとき予想外の発見がありました。一つはパウダーにはマイナスイオンを大量に放射する働きがあること、もう一つは強力な遠赤外線の放射体であったということがわかったのです。

配合された天然レアアース鉱石の量は微量ですが、これが他の成分（トルマリンなど）との相互作用で、マイナスイオンの放射を助けていると考えられるのです。

マイナスイオンの測定結果

K氏は一定量の「パウダーS」（仮称）をシーツ（寝具）に塗布し、マイナスイオン放射量の測定を試みました。イオンの測定は測定機の種類によっても、測定場所の環境によっても大きく左右されることがよく知られています。

ご承知の方も多いことでしょうが、これまでにもマイナスイオンが出るとか、遠赤外線を放射するといった繊維が何種類も市場に出回っています。しかし、「パウダーS」が、こうした製品類と一線を画する機能をもつことが明らかになりました。

つまり、従来から販売されてきているトルマリン繊維の類は、どんな種類のイオン測定機で測定しても、ほとんど測定にかからないか、稀に一〇〇個～四〇〇個（／cc）のマイナスイオンが観測されるものがあるという程度のものでした。

「パウダーS」のシーツをある何種類かの測定機で測定して、それぞれ次のような結果を得ています。

(1) イオンテスター（エコホリスティック EB-12A）	約 一、二〇〇個／cc
(2) 空気イオンカウンター（アンデス電気 ITC-201A）	約 五、〇〇〇個強／cc
(3) マイナスイオン測定器（NAC-900）	最大 一、五八八個／cc
(4) イオン測定機（ユニバーサル企画 IC-1000）	最大 三、五〇〇個／cc、平均約二、〇〇〇個／cc

市販の各測定機類は、(1)から(4)の数値を見ればわかるように、非常に大きな振れ幅を示すものなのです。仮にこれら四機種での平均を取ると、約二、八〇〇個／cc程度の値になります。

しかし、前述のようにマイナスイオンを放射すると称する市場の繊維製品で、これほどのレベルの放射量をもつ製品は他に見られません。

これは一体何を意味しているのでしょうか？　超微粒子はミクロの世界独自の現象を引き起こします。マクロな世界の感覚や常識では測れない結果を生むのです。「パウダーS」に関する資

「パウダーS〈F2〉」マイナスイオン発生数

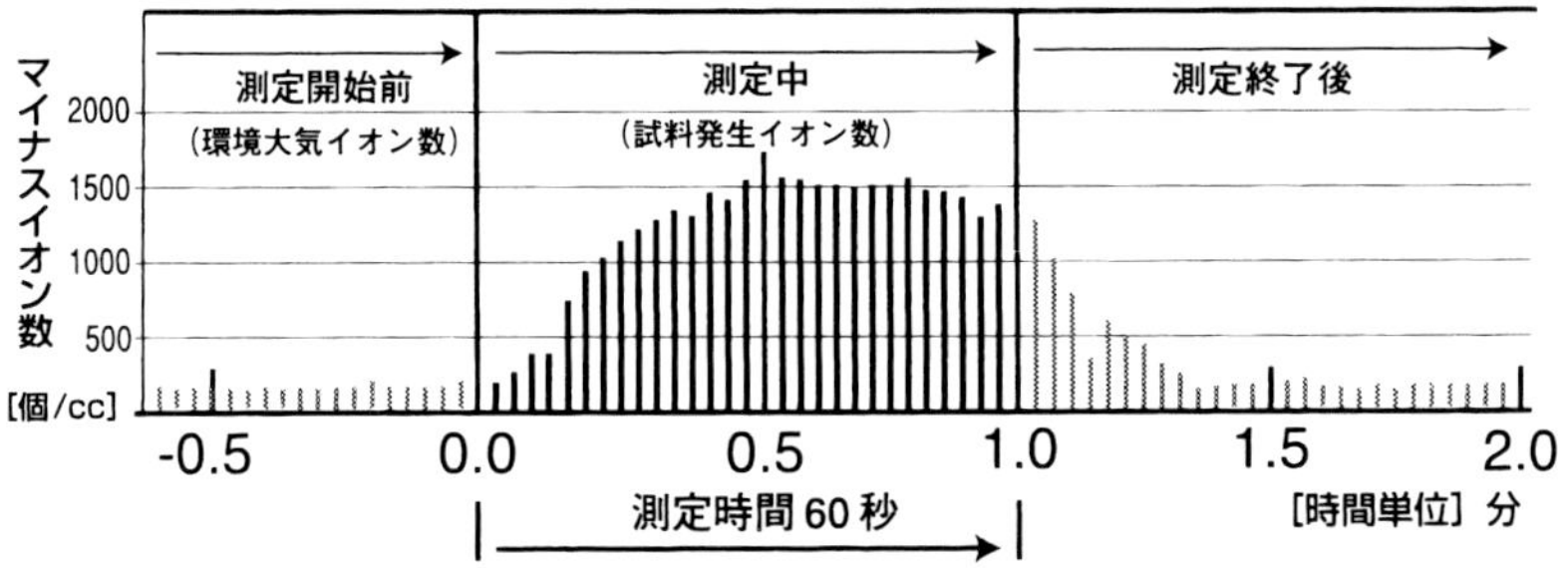

イオン極性：マイナス　気温：26℃　湿度：44.0%　天候：くもり
マイナスイオン最大値：1566　最小値：155

測定開始後、約30秒で最大値に達し、微増・微減を続けながらマイナスイオンを連続放射する。試料を測定部位から取り除くと徐々にカウントが減少し、同じく約30秒で環境大気のイオン数に戻る。

料では、これが「極性結晶体セラミック」であり、「補助共振結晶体」であると解説されていますが、詳細については企業秘密であるため公開されていません。あるいは、微弱放射線であっても、マイナスイオンの放出には大いに寄与することを意味しているのかもしれません。極性をもった電気石の微粉末が永久電池として働き、これが他の成分を刺激し続けて、イオンを恒久的に発出させているのかもしれません。

また、「パウダーS」のシーツ（敷布）が広げて用いられている場合、室内が何となく清涼感に満たされるという印象をもつ人が多いのも事実です。これが空気中のマイナスイオンによるものなのか、あるいは次に述べる遠赤外線との相乗効果によるものなのかは検討が必要なところでしょう。ただし、梅雨どき、微弱な遠赤外線を発生させる装置を天井においた部屋では、畳の表面の黒かびの発生が抑制されたというのです。この報告に対して、あるセラミックの専門家は次の推論を述べておられます。

「遠赤外線は、部屋の空気の状態を変えることができたのではないかと思われる。つまり、湿った空気中ではかびは容易に発生するが、乾いた空気では困難である。水分子を湯気のように固まった状態から単分子の「乾いた感じがする」水蒸気にする作用は、遠赤外線波長帯で充分であろうと思う」（高嶋廣夫[注1]『遠赤外線の科学』）。遠赤外線によって「単分子化された湿った感じがしない水蒸気」が清涼感の原因かもしれません。マイナスイオンによる効果なのか、配合された多孔質鉱石がもつ吸着力によるものなのか、あるいは双方の作用によるものなのかは不明ですが、同時に、消臭効果があることを強く感じる人も多いようです。

マイナスイオンという用語

これまで日本での慣用にしたがって「マイナスイオン」ということばを使ってきました。しかし、いつ誰が使い出したのでしょうか、どうも「マイナスイオン」は一種の「和製語」のようです。「マイナス」は英語由来のことばですし、「イオン」はドイツを経由して入ったことばです。英語圏では「ネガティヴ・アイオン」とか、より厳格には Negatively Charged Ion（負電荷イオン）というようですから、日本でも、本当は「負イオン」とか「陰イオン」とした方が、むしろ簡略ですっきりするような気もします。

ご承知のように、「イオン」とは電荷をもった原子、分子を指すことばです。例えば、何らかの理由で水素原子が電子を喪失した状態にある場合（正電荷）、これを水素の陽イオンと呼び、もし酸素分子が余分に電子を得た状態にある場合（負電荷）、これを酸素の陰イオン（マイナスイオン）というだけのことです。

したがって、自然界のあらゆるところにイオンは分布し、固体のイオン（固相イオン）、液体

(1) 一九三二年、愛知県生まれ。元通商産業省工業技術院名古屋工業技術試験所セラミック応用部主任研究員。専門セラミック工学。赤外線放射体及びその利用法の研究で科学技術庁長官賞受賞（一九八六年）。工学博士（東京工業大学）。

のイオン（液相イオン）、気体のイオン（気相イオン）と各相にまたがって存在します。ところが、奇妙なことには日本で「マイナスイオン」という用語が使われるときは、特に大気のイオンを指すことが多いようです。つまり、日本語の「マイナスイオン」は「空気陰イオン」を指しているのが普通です。

滝の電気現象

ノーベル物理学賞受賞者のフィリップ・レーナルト[注1]は、高い滝から落下する水が、滝壺でくだけて霧状に粉砕されると、正電荷と負電荷に分離することを実験的に確認しました。水の表層から分裂した大気の成分（特に酸素）が負電荷を帯びて、陰イオンを形成し、それ以外の残りの水塊（大きな水滴）は正電荷を帯びるという現象です。これを「レーナルト効果」と呼ぶことがあります（「レナード効果」とする文献があるが、これは正しくない）。

一八九二年のミュンヒェン大学でのレーナルトの講演録には、こう書かれています。「滝はその周辺の大気をマイナスに帯電させる。この事実は古くから知られているところであるが、この現象は微弱なものではない。ありきたりのアルミ板検電器を滝のそばにもって行くだけで、アルミ板が開くほどで、しかも常にマイナスに帯電している。滝では水面や濡れた岩石に水塊が衝突する滝壺から、負帯電の空気が発出している。すべての実験結果に、定性的にも定量的にも適合する解釈は、二つの水塊が遭遇する際、両者の間にある空気が極めて急速に押し出されることがあるため、空気は（負の）接触電荷を捉えて持ち去り、水は同電位の正電荷を帯びるというものである。降雨の場合は、我々の実験の通り、雨滴の一つひとつが濡れた地面で跳ね上がる際に負電荷を大気中にもたらす」。

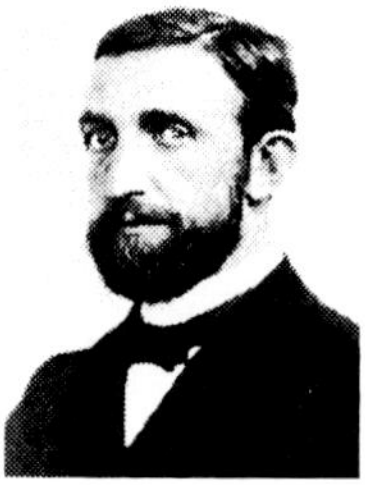

(1) Philipp Eduard Anton Lenard（一八六二―一九四七年）。ドイツの実験物理学者。陰極線の実験的研究によりノーベル物理学賞を受賞（一九〇五年）。第一次大戦後、先鋭化した国家主義的傾向と反ユダヤ主義をあらわにし、一般相対性理論を激しく排斥し、アインシュタインの業績を「歳の市の喧騒」「ユダヤ人のペテン」と罵倒するなど、信用失墜を画策した。一九三七年、ナチ党員となり、党より名誉金賞受賞。第二次大戦終了時、高齢を理由にアメリカ軍による拘留を免除され、一九四七年、メッセルハウゼンにて死去。

当時、レーナルト自身は「イオン」という表現を用いてはおらず、単に大気の電位がマイナスになると表現しているだけですが、大気分子（酸素）が余分に電子を受けてイオン化するという現象が最初に実験的に確認されたのは、この時であったのかもしれません。

電気的に中性であった水の塊の流れが、滝によって細かく砕かれて、霧になって飛散し、さらに水蒸気になるとき、いずれも電磁波波長の六・二七ミクロンに相当するエネルギーが必要であるとされています。六・二七ミクロンという波長は、赤外線波長の中でも、特に育成光線（約五〜十四ミクロン）と呼ばれている遠赤外線の波長域にあります。そして、同時にこの波長は水分子［H—O—H］の二つのHのなす角度を変化させて、水素結合を解く（変角振動）エネルギー帯であることを意味しています。この波長で水素結合が解かれるとしたら、後で触れる低温（常温）における遠赤外線の生理効果を解析する鍵となる可能性があります。

自然環境に恵まれた場所の大気では、通常は二、〇〇〇〜四、〇〇〇個（／cc）のマイナスイオンが計測されます。これに対して、混雑時の高速道路の表面などでは、百個を下回ることも珍しいことではありません。ところが、米国のヨセミテ公園の滝で、十万個以上という測定結果が得られるといいますから、大きな滝が果たすイオン化効果は想像以上に強力です。

マイナスイオンの生理効果

大気中の陰イオン（大半が酸素イオン）が、生体生理に好ましい効果をもっていることは、世界中の研究者によって数十年も前に確認されています。

すなわち、マイナスイオンは副交感神経に作用して、催眠、鎮静、鎮痛、鎮咳《ちんせき》、鎮痒《ちんよう》、涼感、制汗、頭部壮快感、食欲亢進といった作用を果たします。血管を拡張させ、血圧を下降させます

（脈拍減少）。呼吸活動も鎮静化され、酸素消費量が減少します。利尿作用があり、便通を促進します。血糖値を下げ、白血球を増加させます。

また、空気中の陰イオンと主としてセロトニンの関係を追った研究者は、次のように述べています。

- 陰イオンはセロトニンの酸化による分解作用を加速させるが、陽イオンはこれと反対の作用をもっていて、セロトニンを分解する酵素を不活化させてしまう。

(1) セロトニンのレベルが高くなると、頻脈、血圧上昇、気管支痙攣《けいれん》（喘息《ぜんそく》発作に至る）が見られるほか、痛覚に対する感応性が高まり、攻撃性が増す。

(2) セロトニンのレベルが低くなると、鎮静化が見られ、感染症に対する抵抗力が高まる（インフルエンザで確認されている）。

- 陰イオンはヘモグロビンと酸素の親和性を高めるため、血中酸素分圧が上昇し、二酸化炭素分圧が低下する。そのため、呼吸数が減り、水溶性ビタミンの代謝を向上させる。
- 陰イオンはペーハーを上昇させ、粘膜液の分泌を増やし、気道の繊毛運動を高める。
- おそらく陰イオンは、線維素溶解機能をもつ蛋白質分解酵素の生成を増加させ、血流をも改善する働きをもつ（Fleischer and Pantlischko, Raum & Zeit, Vol. 1, No. 5, 1989）。

その他、空気中の正負両イオンがもつ作用や効果についての、医療関係者による諸報告は、藤野薫編著『マイナスイオン ハンドブック』（せせらぎ出版・二〇〇二年）にも、とりまとめれてありますので、併せてご参照ください。

第九章　遠赤外線

遠赤外線とは、「物質などに吸収されると、他の様態のエネルギーに変換されることなく、直接的に分子や原子の振動エネルギーや回転エネルギーに変換される波長域の赤外線放射」。

——遠赤外線用語　ＪＩＳ原案——

太陽光と人間

植物が太陽光に依存して光合成を行っていることは、昔からよく知られていました。ところが、ごく最近になって、人間も植物と同様に光に依存していることが知られ始めています。

現在では、太陽光線のエネルギー、すなわちフォトン（光子、ないしは光量子）が、植物と人間の双方の生命活動をコントロールしていることが判明しています。人間の場合は、フォトンが糖、脂肪、タンパク質の生成の触媒となっています。脳内の生理的活動と同様に、フォトンが内分泌系、代謝系、酵素反応を刺激しています。

もしも、これらのつながりが乱されると、疾患を招きます。例えば、活性状態になければならない細胞内の酵素に、適正な波長の光が当たらなければ、酵素の作用は休止状態のままとなり、その結果、細胞内の代謝反応が正常に進行しなくなります。これは細胞内エネルギーの低下、ホルモン等の分泌低下、脂肪を燃焼させる能力の低下などを意味します。

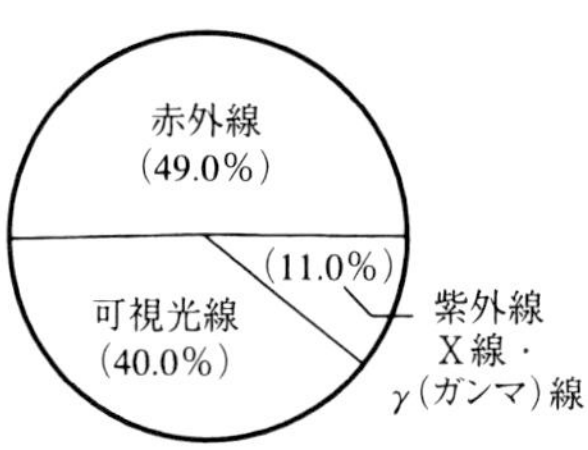

太陽からの光の内訳

(1) 英語の文献では"Vital ray"（生命の光線）と"Bio-Genetic ray"（命を生む光線）という用語がよく使われる。いずれかの訳語か？

遠赤外線の働き

太陽光には広い帯域にまたがるエネルギー帯、すなわち、赤外線、可視光、紫外線、X線、ガンマ線が含まれています。可視光線も赤→橙→黄→緑→青→藍→紫と順に波長が短くなって行き、紫の光線よりも波長が短い領域（周波数が高い）になると肉眼では捉えられなくなります。紫を少し外れたところから先が紫外線です。反対に可視光線のうち、最も波長の長い赤よりもさらに波長が長くなり、いわゆる赤外線の領域に入ると、また肉眼では見えなくなります。

太陽から出るエネルギーで、最も大きな割合（全体の約半分）を占めるのが赤外線で、可視光線、紫外線、X線、ガンマ線の総和にほぼ匹敵しています（上図）。

赤外線の波長は一ミクロン弱から、一、〇〇〇ミクロン（一ミリ）にまたがります。「赤色光〇・七四ミクロンから波長一、〇〇〇ミクロンまでの領域に相当する電磁波」（『実用遠赤外線』）と定義されていますが、要するに赤色光の波長より長い波長に始まり、波長一ミリまでの電磁波を指します。ここまではあまり問題がないのですが、赤外線の全体を波長の長短に応じて、「近赤外線」「中間赤外線」「遠赤外線」などと区分が行われるときに混乱が起こります。つまり、区分の境界点について、内外の学会や業界団体での基準が統一されていないので、注意が必要です。さらにこの遠赤外線のうちの約五ミクロン前後から十四ミクロンの範囲に特異な領域があるとされていて、この領域は人体にさまざまなプラスの働きをもつため、特に「育成光線」という名称を与える人もいますが、多分英語からの訳語[注1]であろうと推察されます。

「日なたぼっこ」の心地好さは、この育成光線を含む遠赤外線が身体の内部にまで浸透してから熱エネルギーに変わり、「芯から暖める」効果を果すことによるものです。この浸透力を利用しているのが、例えば「石焼き芋」（あるいは天津甘栗）です。加熱時に石から放射される光線

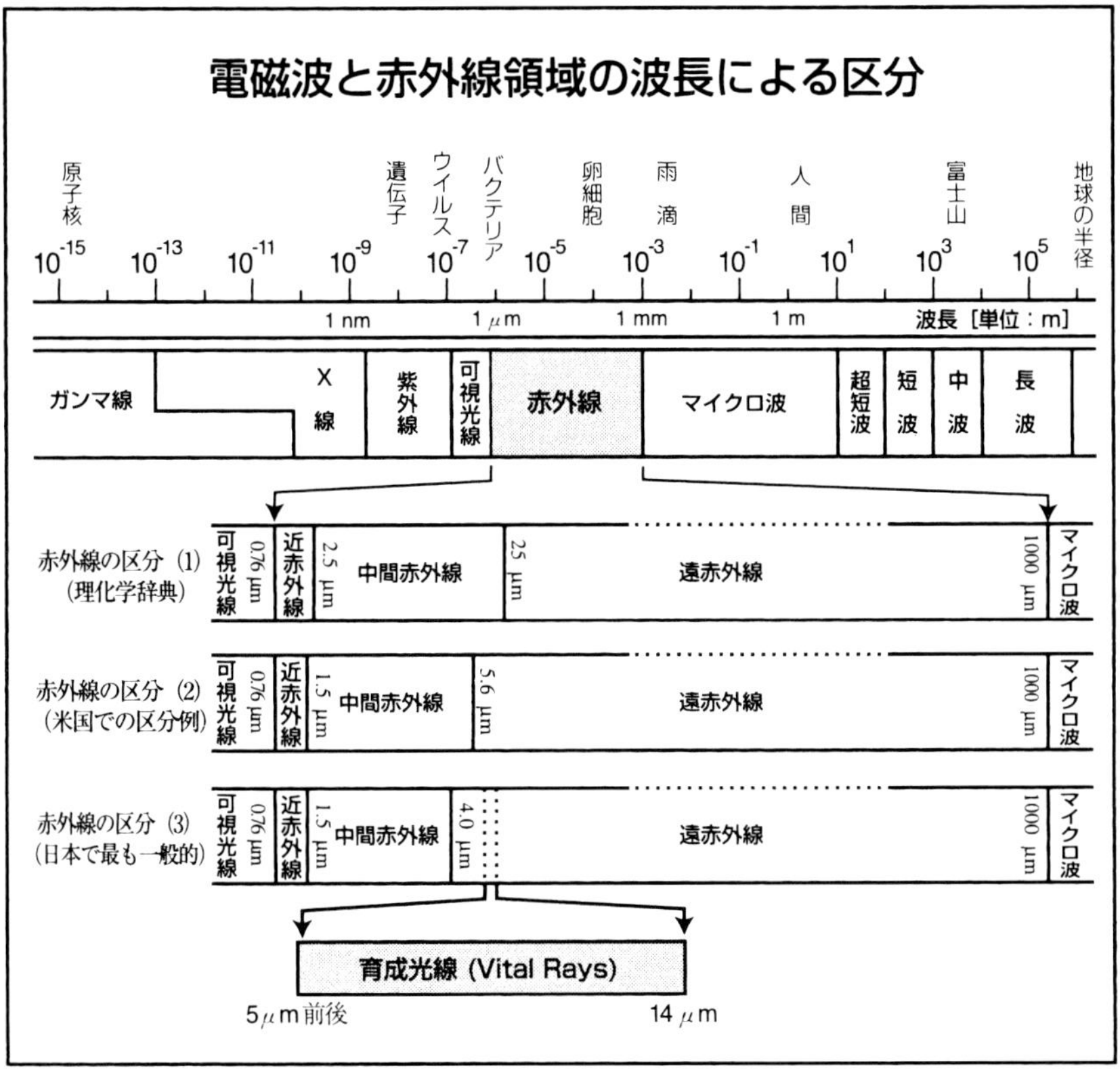

が、表面ではなく、内部にまで到達し、水分子と共振していると考えられています。遠赤外線に食品をおいしくする働きがあるため、椎茸の乾燥や魚の干物、乾麺を作るのに実際に利用されています。

共鳴吸収

ただし、ここでよく誤解が起こります。遠赤外線自体は熱い光線ではありません。ガスコンロの熱は鉄板を暖めますが、遠赤外線は鉄板を加熱することはありません。無機質の物体には吸収されず、反射されてしまうからです。ところが、人体のように有機質の物体には吸収され、細胞内で分子運動を活発化させるのです。

快晴の寒い冬の日に、ガラス戸越しに日光を手に受けてみてください。赤外線はガラスを通過しますから、手にほのかな温もりを感じます。手をガラスに当てて見てください。ガラス（や周りの空気）はひんやりと冷たいままであることがわかります。このとき手が感じる温感は、遠赤外線が皮膚を通って体内に入ってから生じているのです。

直接日光が当たっているときには、温かく感じられますが、もしも雲が日の光をさえぎったら、たちまち冷たくなります。これは気温が下がったためではありません。雲が遠赤外線をブロックしてしまうからです。

私たちの体を構成する成分は、水が主体[注1]ですから、遠赤外線が水に与える影響に注目しなければなりません。水は選択的に二・七四ミクロン（基本吸収）と六・二七ミクロンの波長をよく吸収します。日光を受けた皮膚の内部に、温かさを感じるのは、こうした特定の波長の赤外線[注2]が、細胞内の水分の分子運動を激しくさせるためです。

「気功」「手当て療法」との関連

体組織は、自ら赤外線エネルギーを作り出して体温を維持したり、組織の修復作用を果たしています。組織による赤外線エネルギーが、さまざまな治癒反応と結び付いており、組織の修復には、時には私たちの体の組織内での赤外線エネルギーのレベルを最大限にまで高めてやる必要を生じることがあります。体組織が赤外線エネルギーの増大に迫られると、前述のような一定の波長の赤外線を選択的に吸収します（共鳴吸収）。

(1) よく人間の体重の六〇〜七〇％が水分だと言われているが、荒木嘉隆「水と身体」（東京大学公開講座『水』・一九七九年）によると、平均水分率は体重の五五％（男性）、五〇％（女性）。身体脂肪の水分率は非常に低い（一〇％以下）ので、脂肪組織を除いた体成分での水の含有率は七三・二％（平均）。

(2) 近赤外線は「ひりひりした暖かさ」、遠赤外線は「心地よい暖かさ」を与えるといわれる。「ひりひり」は皮膚表面の感覚であるから、近赤外線は皮膚の外側に温感を与えることを意味する。体内の水分は皮膚よりも皮下に多いため、遠赤外線は内部の水分により共鳴吸収され、皮下に温感を生じる。

我々の身体が皮膚から放射している遠赤外線エネルギーは、波長が三〜五〇ミクロンの範囲（出力ピーク九・四ミクロン）とされていて、私たちは周りにこの見えないエネルギーを放射すると同時に、周りの人からのエネルギーを受けているのです。人が大勢集まると、寒いところでも何か気温以上の感覚を生じることがありますが、これを「人いきれ」ということばで表現しているのかもしれません。一説によると、気功師の出す「気」も同じ波長域の電磁波であるとも言われます。また、人間の手のひらからは、八〜一四ミクロンの育成光線と呼ばれる領域の遠赤外線が出ています。昔から、世界中で行われてきた「手当て療法」を見ても、この波長域の放射が人間の体には極めて有効であることがわかります。インドのヨーガでも手当て治療が行われ、特に眼精疲労に効果があるとされています。

遠赤外線の人体への効果

ご承知のように、遠赤外線を利用した療法が、いろいろな医療機関でも行われています。一般に腰痛、肩凝り、冷え症、皮膚創傷、歯痛、リウマチ、神経痛、不眠症、生理痛、便秘症などのほか、倦怠感、疲労感といった漠然とした症例に効果が報告されています。

温熱効果　前述のように、育成光線は身体の内部に到達してから熱エネルギーに変換されるため、感覚的にはおだやかな「芯から温まる温熱効果」が感じられます。このことからも実際に血管が拡張し、血液循環が良くなり、新陳代謝が促進されると考えてよいでしょう。

また、遠赤外線がもつ不思議な点の一つに、暑いときには逆に体熱を放散させる機能があることを挙げることができます。人体には、体温が上がると、余分な熱を放出して体温を一定に維持しようとする機能がありますが、育成光線にはその体温調節機能を促進する働きがあるとされています。

血行促進　毛細血管では、血管壁が薄く、細胞のすきまから白血球、血しょう（漿）が組織へ出て行き、血管の壁を通してガス交換、栄養分・老廃物の交換が行われます。遠赤外線により血行が促進されることは、結局のところ、新陳代謝機能が高まることを意味します。遠赤外線（育成光線）が細胞液、血液などの体液の水分子の活動を活発にすることによると考えられています。

便秘　遠赤外線が便秘に有効であるという報告が増えています。便秘症は自律神経の失調と関連するものと考えられていますが、育成光線が自律神経に有効な作用を果たすのではないかと推定されます。

常温での遠赤外線

食品乾燥とか暖房といった用途に赤外線を利用する場合には、ヒーターなどの与熱体が何百度という加熱状態にあります。つまり、与熱体の温度が受熱体よりも高いわけです。こういう条件下での赤外線効果は明白で、評価や測定も比較的容易です。

問題は常温程度の温度差で、遠赤外線の授受があるのかという点です。

熱力学第二法則によれば、熱は、高いエネルギー物体から低いエネルギー物体へと伝播します。ですから、熱力学的な見地からすると、同温度では物体間でエネルギーの授受はあり得ないことになります。

いわゆる遠赤外線ブームに便乗するような形で、非加熱遠赤外線効果をうたったグッズが色々と登場し、中には信憑性が疑われ、社会的モラルまでが問われることがありました。トルマリン、その他のセラミックが常温（体温）で、さまざまな機能を果たすと称する商品などがその例です。

例えば、筆記具（ボールペンとシャープペンシル）の握り部分に、トルマリン粉末を練り込み、放射される遠赤外線で「指を暖めて血行を促進、疲労感を軽減する」という製品の例があります。知名度の高い筆記具メーカーのものであるため、一流新聞（朝日）にも紹介記事が出て、逆に騒ぎが大きくなるという一幕も見られました（二〇〇二年七月）。「原理的にあり得ない」「ペテンだ、インチキだ」「大新聞がこんな詐欺の片棒を担いではいけない」といった批判が噴出したのです。確かに、ボールペンをもって字を書くだけで、自然に全身の血行がよくなり、疲労感が軽減するとは思えません。「中年男性や高齢者の人気を集め、売れ行きは好調」などと言われても、にわかに信じられる話ではありません。

関係者にとっては、こうした一部の商品に対する不信感が、すべての赤外線関連製品に拡大して、すべてが「インチキだ」という風評となることを避ける必要があります。

非加熱・常温域での現象

この辺りの問題を専門家はどう見ているのでしょうか？

セラミック工学がご専門の高嶋廣夫博士は、「非加熱・常温域での利用では、検証不十分なまま効果に疑いのある遠赤外線グッズの商品化も少なからずあった。けれどもエネルギー授受物体に互いに材質の違いがあれば、わずかであっても必ずエネルギートランスファー（伝播）はあり得るので、それを頭から否定しきってしまうことはできない」（『遠赤外線の科学』工業調査会・二〇〇〇年）と書かれています。

ここで、問題の非加熱・常温域での現象について、高嶋博士の前掲書から引用させていただきます。少し長くなりますが、これは非常に重要な点であると考えられます。

「同温度での物体間のエネルギー授受は熱力学的見地からはあり得ない。しかし、全エネルギー量においてあり得ないことであって、特定の波長域だけを凝視してみたときはどうだろうか。温度が同じであるということは、授熱体と受熱体それぞれの内部保有エネルギーが、その温度において平衡状態であることを意味しているから、エネルギーの移動はない。しかし、少しでも授熱体の方の温度が高かったら、それがもつプロファイルエネルギーを受熱体の方に送り込んで互いに同じ温度になろうとする」。

「また異なった材質の物体間では、温度が同じであっても互いに内部に蓄えられているエネルギー量は同じではない。その違いは比熱が違うことで説明される。そのことはエネルギープロファイルも違うということだから、**たとえわずかな温度差でも、その違いがあれば二つの物体間で、ある波長域では〈授〉であり、またある波長域では〈受〉であることがあるかも知れない**」。

同書「あとがき」には「生活に大きな影響のある電磁波エネルギーの利用で、益、害を含めて研究・解明の谷間にあったのが赤外線、特に遠赤外線領域であった。それでも熱効果に関係する領域は、効果の解明・検証が容易であるから有効な利用も進んだ。けれども、**長波長域赤外線あるいは常温程度でのわずかな変化の微弱エネルギーの影響は検証が難しい。そんなことが、遠赤外線効果は本当だろうかと、世間から疑問を投げかけられることになった**」とあり、結局のところ高嶋博士としては、数々の実例から常温における遠赤外線の効果について確認し、肯定されているのですが、これを検証することが困難だと述べておられるのです。「現象はあるが、検証がない」という問題です。高嶋博士は著書の「あとがき」をこう結んでおられます。「万物は強弱を問わずエネルギーの移動で営みがある。このように考えると、常温といえども三〇〇K[注1]の温度をもっているから、非加熱遠赤外線利用も決して理不尽なことではない。今後の研究・解明で、そのことは明らかにされ、有用な開発、発展がきっとあることだろう」。

「パウダーS」と遠赤外線

「パウダーS」(仮称)が常温で放射する遠赤外線については、次頁の図で例示された物体とほぼ同じか、これよりやや高い、約九〇%という放射率をもっていることが確認されています。この図にある「理想黒体」とは、全波長を一〇〇%放射する理想的な放射体です(実際にはこんな特性をもった放射体は存在しません。つまり、理想黒体というものがあったとして、これと比べてどんな波長が何%出ているかを比較して見ているわけです)。

ほぼ四(または五)~一四ミクロンの範囲が俗に「育成光線」と呼ばれますが、「パウダーS」がこの領域を有効に放射していることがわかっています。

また、典拠が示されていないので断定的なことは言えませんが、育成光線の放射体のある空間では、マイナスイオン量が増えるという実験報告もあります。先にマイナスイオンの項で触れましたが、育成光線の波長域内の六・二七ミクロンに相当するエネルギーを受けると、空気中の水分子の水素結合が切断され、水分子(水蒸気)がマイナス電荷を帯びるものとすれば説明がつきます。

(1) K(ケルビン)は温度を表す単位(国際単位系)。すべての分子の運動が停止する絶対零度を0K(マイナス二七三・一五℃)と定めている。ケルビンは、後にケルビン卿(1st Baron Kelvin)となった英国の数学者・物理学者ウィリアム・トムソンWilliam Thomson(一八二四~一九〇七年)にちなむ。

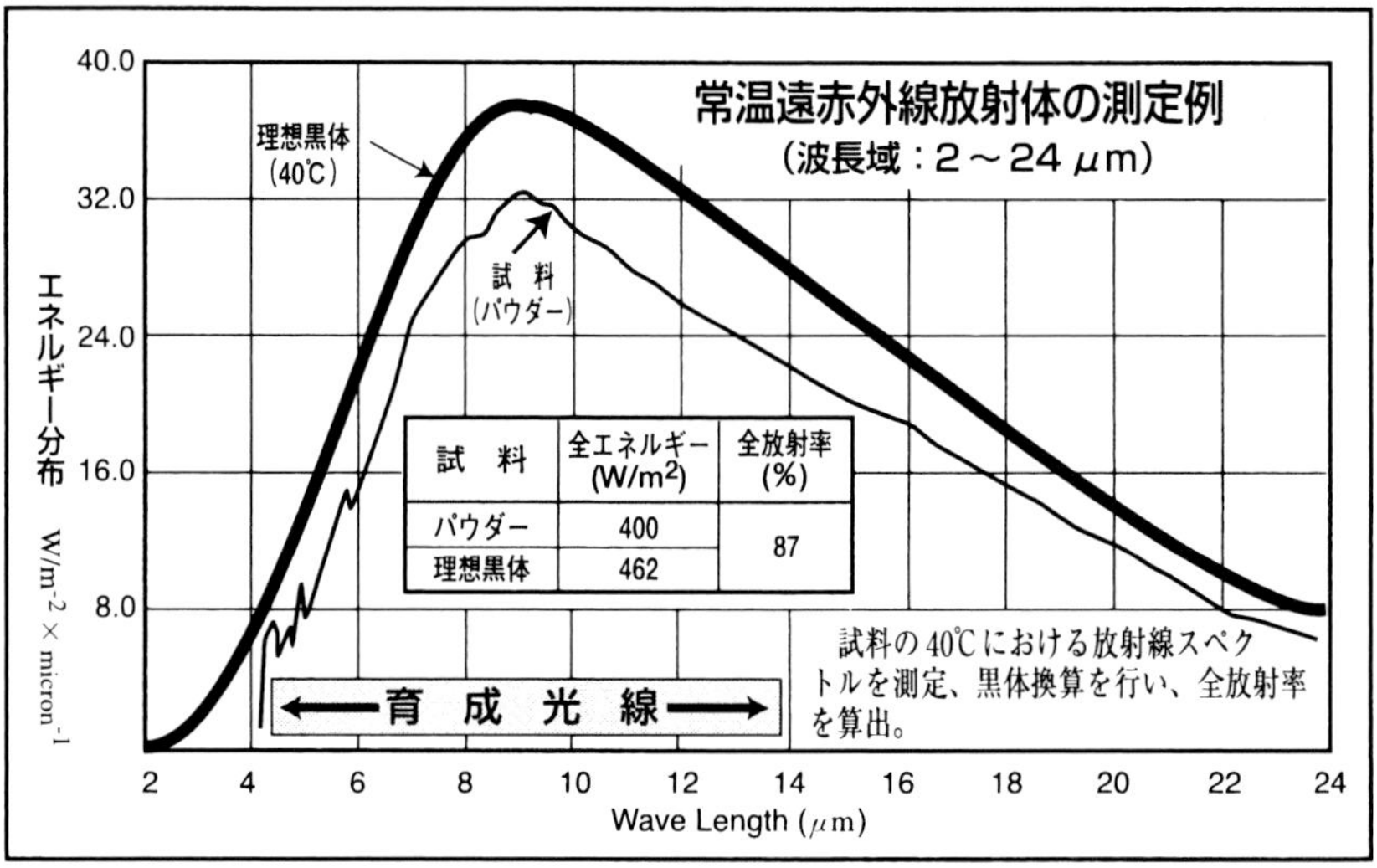

「後加工」の意味

K氏のアイデアの秀れた点は、原料を糸に練り込むという従来の常識を捨てたことにもあります。「パウダーS」は特殊な方法で、繊維に「塗布」され、沈着させられます。つまり、「後加工」ですから、用途や目的に応じて塗布量を変えることができ、イオンの放射量を加減することができるのです。例えば、寝具としての敷布については、「パウダーS〈F2〉」（本書での仮称で、商品名、商標ではない）という配合が用いられていますが、より面積が小さくて、しかも着衣の上から羽織るチョッキのような製品には、もっとエネルギーの強い配合である〈F3〉を、といった使い分けができるのです。カーテン地には、さらにパワーを上げて脱臭、制菌といった効果を狙うこともできそうです。

　後加工法のもう一つの利点は、同時に配合染料の使い分けで、比較的容易に色々な色合いに仕上げることができるところにあります。

(1) 使用者の反応調査に使われた「パウダーS〈F2〉」による製品。この例では、シーツ（敷布）と枕カバーがセットになっている（左写真）。市場には、流通経路によって別仕様の製品も見られるが、「パウダーS」の応用製品である点では同じ原理に基づいている。

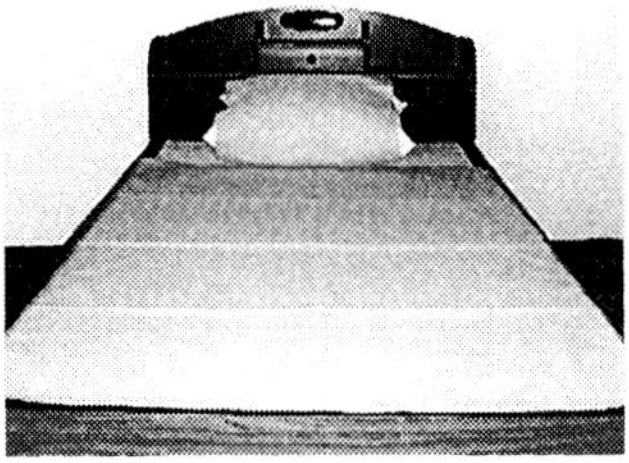

(2) SAS（Sleep Apnea Syndrome）とは、睡眠中に断続的に無呼吸を繰り返し、その結果、日中傾眠（呼びかけたり、刺激を与えたりしないと眠ってしまう障害）などの種々の症状を呈する疾患の総称。無呼吸（Apnea）とは、一〇秒以上呼吸が停止すること。

ただし、安易に後加工方式を採ると、洗濯によって効果が減殺されてしまう危険を伴いますが、この問題も技術的に解決され、製品化の目途《めど》が立つことになったのです。

試作品のテスト

二〇〇二年、「パウダーS〈F2〉」によるシーツ（敷布）の効果を調査するために、モニターを使ってのテストが開始されました。就寝時に敷布として実際に使用してもらうというテストです。

ある程度の効果は予想されていたものの、実際の反響は、当初の予想を大幅に上回るものとなりました。そこでさらにデータを収集するため、限定数に限って商品[注1]としての販売が開始されました。モニターと実際の購入者からの反響が集められつつあります。

左記は、健常者、特に慢性病をもち合せていない人にも共通して見られ、ほとんど例外なく直ちに実感できると報告されている諸効果で、すべてが睡眠と関連しています。

(1) 熟睡できる。夜中のトイレの回数が減る。
(2) イビキをかかなくなる。イビキが軽くなる。
(3) 無呼吸症状がなくなる。

不眠大国

山陽新幹線の「居眠り運転」という信じがたい事件（二〇〇三年二月）がきっかけとなって、睡眠中に呼吸が断続的に停止する症状、すなわち「睡眠時無呼吸症候群（SAS）」[注2]という障害

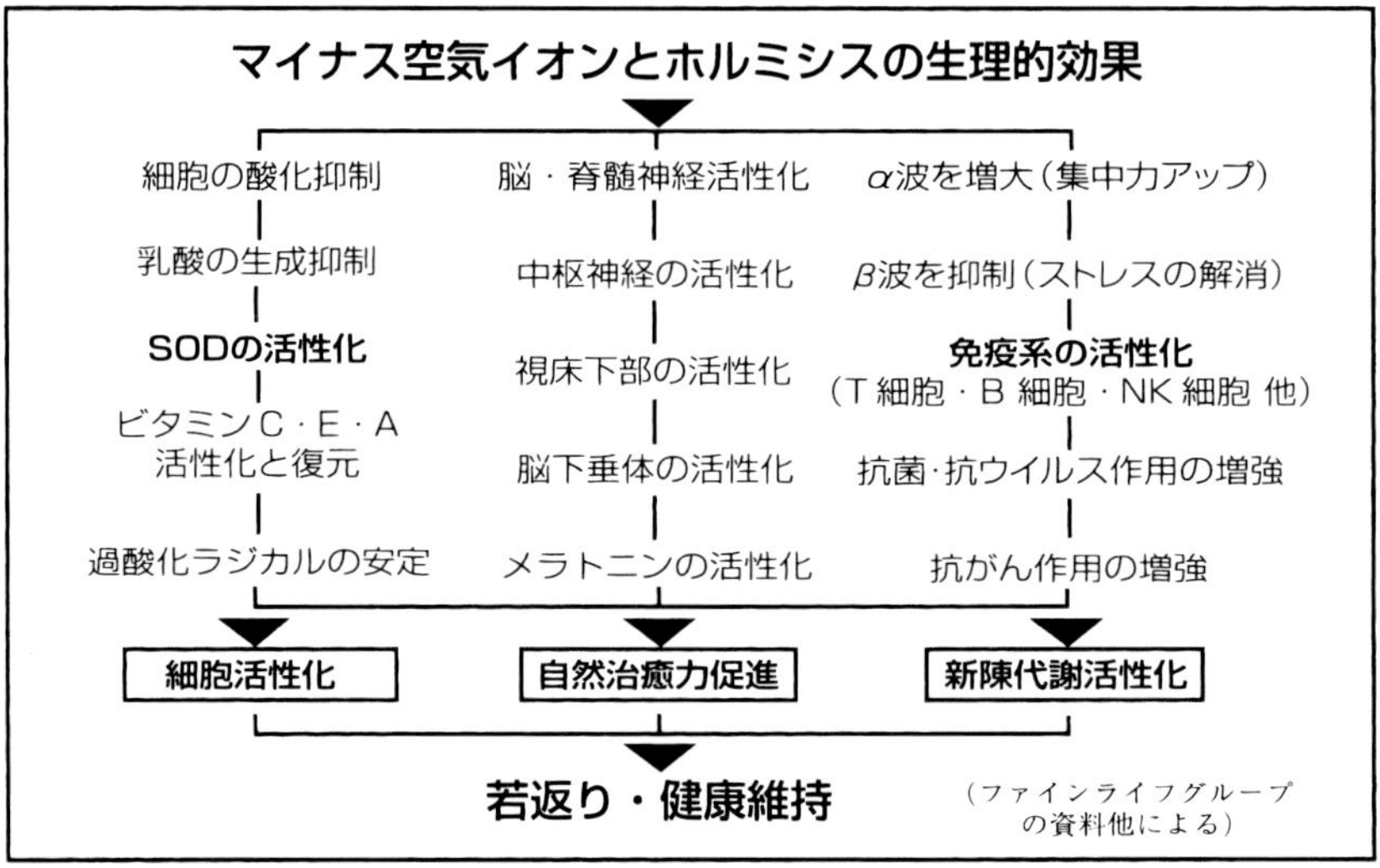

（ファインライフグループの資料他による）

が広く世間に知られるようになりました。つまり、自分に睡眠障害があることを自覚する人が急増して、専門医の診断を受ける例も稀ではなくなりました。二〇〇〇年の厚生労働省の保健福祉動向調査によれば、日本の成人の約二割（五人に一人）が睡眠不足に悩み、睡眠時無呼吸症候群の潜在的な患者さんの数は約二〇〇万人と推定されているのが現状で、睡眠時無呼吸症候群の患者さんによる交通事故率は、健常人の約七倍といいますから、極めて深刻な状況です。米国議会は、一九九三年に特別委員会を結成のうえ、「ウェイクアップ！　アメリカ」（目覚めよ！　アメリカ）という報告書をまとめ、なんと「スリーマイル島やチェルノブイリの原発事故、スペイスシャトル〈チャレンジャー一号〉の爆発事故が、いずれも睡眠障害が原因」だと指摘しています。

日本の医療機関で、近年になって問題化している「医療過誤」も、根本的には睡眠不足や過労が原因として横たわっているとされていますが、こうなると、「たかが睡眠」で済まされる個人の問題どころではなく、大きな社会問題であることがわかります。

睡眠軽視の危険性

ある米国の研究で明らかになったことがあります。昼間に遭遇した問題を解決しようとして、脳は睡眠中も働き続けますが、八時間の睡眠時間が確保されてはじめて、問題に対する正しい回答に到達することが多いというのです。

創造性と問題解決能力は、睡眠が適正に確保されないと発揮されないと、従来から常識的に考えられてきましたが、ドイツで行われたある研究で、そのことが明確に証拠立てられています。

米国では、約七千万人が睡眠不足状態にあると推定されており、これが事故発生の一因となっているだけではなく、健康問題や学生の試験での不成績の原因ともなっています。

英国における平均睡眠時間は、一九二〇年代に九時間であったものが、現在では、約九〇分(一・五時間)も短くなっているという統計があります。おそらく日本でも同様の傾向が見られることは確実です。人為事故、健康問題、学業不振といった、直接的で表面的な諸問題だけでも、いわば重大な国家的問題だと言えます。さらに、睡眠が人間の創造性や問題解決能力までを左右するのであれば、一国の文化文明の将来までをも憂慮しなければなりません。

現在の先進諸国においては、睡眠時間の確保と睡眠障害の克服が、一種の国家的プロジェクトとして推進されるべきところまできてしまっています。

第十章　驚異的な症状改善効果

使用者の体験報告

次に、これまでに採り上げてきたシーツ（敷布）を使用された方々の体験報告の一部を収録しておきます。一応症状をタイトルとして掲げましたが、一人の方が同時に色々な症状について書かれている例も少なくありませんので、あちこちに同じ症例が見られることもあります。前述のマイナスイオンや遠赤外線がもつとされている諸効果が、報告の随所に見られることに注意してください。

■関節痛・事故後遺症

この冬の寒さからか、昨年暮れより主人（60歳）は関節の痛みを訴えていましたが、知人よりいただいたこのシーツを使ったところ、二週間ほどで「膝がほぼ治ったようだ。どうしてだろう」と言うので、今度は私（57歳）が使ってみました。するとどうでしょう。「ワ〜ッ、何これ！」と悲鳴めいた声を上げてしまいました。三ヶ月前に交通事故に遭い、首や股関節、足首を傷めましたが、治療も進み良くなっていたのです。ところが、何と後頭部がグワングワンと脈打ち、シャッシャッと耳鳴りがして、時折太ももの中央がピクピクしたり、肩がキリキリ痛みましたが、そのまま眠ると、翌朝はスッキリ目覚め、後頭部をさわってみると驚いたことに、ポコッと出ていた腫れも引いて、平たくなっていました。もう後頭部を揉んでも痛くありません。トイレに行くと、みかん色の尿が出たのにも驚きました。ほんとうに不思議なシーツです（群馬県・MMさん）。

■肝臓・血糖値

普段から病院に行かないタイプでしたが、保険の切り替えで昨年七月二八日に検査を受けたところ、肝臓のガンマGTP[注1]は一六八、中性脂肪は四三三、血糖値二〇六と高く、「明日からインシュリンだね」と医師から言われました。何かいい方法はないかと思っていたところ、このシーツに出会ったのです。マイナスイオンは身体に良いと知っていましたし、天然の鉱石からこれだけのマイナスイオンが出ているものは他にはない、これはいいものに違いないと直感して、家族六人分を買って帰りました。

使い始めて、九月七日にはガンマGTPが四四、中性脂肪は一四二、血糖値も一四〇と下がったのには驚きで、医師も「どうしてこんなに下がったんでしょうね」と首をかしげるほどでした。

八三歳になる私の母も、二〇年来の糖尿病で、運動と食事制限を欠かしませんでしたが、血糖値が二〇〇を切ることはなく、ひどいときには三〇〇～四〇〇だったものが、今では一四〇まで下がってとても喜んでおります。

病気は血行不良からくるとも言えます。寝ながら健康になるとは横着かもしれませんが、直接皮膚から遠赤外線を取り入れて血行が促進されるわけですから、これほど確実な方法はないと思っています（関根信弥さん）。

(1) タンパク質分解酵素の一種。肝細胞、胆道に障害があるときに高い値を示す。

平成14年	血糖値(mg/dl)
3/26	275
4/9	104
4/23	74
5/8	152
5/22	186
6/5	176
6/19	104
7/3	134

■血糖値

大正十一年生まれの80歳の男性（㈱定方運送店 代表取締役 定方栄三郎さん）、平成十三年四月から平成十四年三月までの約一年間に二十回にわたり血糖値を測定した結果、最大三九二、最小一三六で、平均が二六一でした。

平成十四年三月二十六日よりシーツを用いて就寝した結果、上掲の表のように数値が推移し、十年来の担当医師が「もう六五歳未満の年齢と同じになった」との太鼓判を押してくれたそうです。

■血糖値

私は血糖値を気にしているものですから、三ヶ月に一度は血液検査をしています。昨年九月二十四日の結果では、飲み過ぎがたたったのか、一七五とこれはまずいと思える数値でした。その約一週間後の十月二日にシーツを使い始めて、一ヶ月後に再び検査したところ、一一八と数値が劇的に良くなっていたんです。肝臓、血糖値、尿酸値と改善されて、リンパ球は三六・九％だったのが、四七％にまで上がっていました。リンパ球が増えたということは、免疫力が上がったということだと思います。このシーツを使うようになってよく眠れます。アレルギー性鼻炎の改善も感じられます（株式会社幸健 取締役 藤井忠彦さん）。

■血圧

私（57歳）がこのシーツを使い始めてから、打撲や腫れをもったところが、即座に反応して脈打ちましたが、ぐっすりと眠れ、それ以来頭がスッキリしています。病院で血圧を測ってもらったところ、一二四―七八で「ちょうどいいですよ」と言われました。実は六年前より一五八―一一〇から下がったことがなかったので、嬉しかったこの日のことは忘れられません。あまりの嬉しさに、父（90歳）と姉（70歳と61歳）にも勧めました。四～五日して、母から「今日はお父さんは機嫌がいいんだよ。初めて血圧が正常になったんで」と連絡がありました。主人に話すと、実は主人も職場の定期検診で、血圧が一三〇―七八の正常値に戻っていたというのです（三〇年にわたる高血圧症でした）。

下の姉も血圧が下がり、朝起きるときや昼間も頭が重くなることがまったくなくなって、とっても晴れやかだと言っていました。

上の姉は目が濁って、信号が二重に見えていたのが、ちゃんと見えるようになり、その息子は二日酔しなくなったといいます（ＭＭさん）。

■血圧・咳

田舎（岡山）の両親ですが、まず母の方（使用を始めて五日目の電話連絡）。何をしても下がらなかった血圧が［上一六〇―下九〇］から［上一三〇―下八四］に下がったのでビックリ！　それに長らく毎朝起きてすぐは腰が痛かったのが、気が付くとまったく痛みがないというのです。

父親は一日中タバコを吸い続けて、喘息のような咳を四六時中していたのが、嘘のようにピタリと止ったというのです。正直言って、私はこの咳は自業自得で、本人がタバコをやめる意思がない以上は治らないと思っていましたから驚きです（会社社長）。

■いびき・睡眠時の呼吸停止

(1) 大きないびきと睡眠中の呼吸停止がなくなり、家族にも喜ばれています（会社社長）。

(2) 内緒で妻のシーツの下にこのシーツを敷きました。その夜、そっと見ていましたら、妻はいびきをかかなかったのです！　その翌日も、やはりいびきをかきませんでした。また、日ごろから腰が痛いと言っていたのですが、痛みを感じなくなったようです。妻が元気で、ぼくも嬉しいかぎりです（YNさん）。

(3) 私の父（59歳）も高血圧で、毎日薬を飲んでいて、気になっていましたので、試しに使ってみたらどうかと思い、早速譲っていただきました。使い始めたその日の夜、父がふとんに敷いて寝たら、毎晩家中に響くような大きないびきをかいていたのがピタリと止み、母もとても驚いていました。ぐっすりと眠れているようで、以前よりもイライラしている様子がなくなったように思います（匿名希望）。

■血圧・更年期症状(?)・便通

私も歳なんでしょうか、去年の夏頃から血圧が高くなり、体がだるい、頭は痛い、何かをする気にもなれず、病院通いの始まりでした。それでも検査結果には異常がなく、「更年期でしょう」と言われ、ショックでした。これから先、ずっとこんな状態が続くのかと思うと…。ちなみに、血圧の薬を飲み始めましたが、飲む前は一八〇—一一〇位で、服用中は一二〇—八〇位でした。ところが、今年になって病院へ行って、またびっくり。ずっと薬を飲んでいるのに一七〇—一〇〇で、また薬が増えてしまいました。それに併せて左の背中が痛くて眠れない日々が続き、とうとう安定剤まで飲むようになってしまいました。こんなんで私はどうなるんだろう…。

十六年前と一昨年と大きな事故に二回遭っています。そのせいで、冬は足腰が痛くなり、大変です。病院へ行っても、薬を飲んでも良くならない日々、落ち込んでいた私にシーツを紹介してくださった方がいました。私は半信半疑でした。それでも「ワラをもすがる思い」、私にはこの言葉が頭をよぎりました。これを使えばきっとよくなるんだと思いました。そんな出会いから二日目の夜、まずびっくりしました。夜中に、体中に火がついたのかと思うほど熱くなり、特に腰・背中の痛いところはすごい熱さでした。数十分位その熱さが続いたかと思いますが、それからスーッと何かが抜けていくのか、とれたのか、足先の方へ熱さが引けていくのがわかりました。それからは、朝までぐっすりと眠ることができ、目覚めもすっきり。

朝、また驚き。便通が良く、それから三日間位の間、一日三回便がどっさり出ました（汚い話ですが、大事なことですので）。何かお腹のまわりもすっきりした感じです。それから朝晩のふとんの上げ下ろしのとき、私は息が止まるほど息苦しくて、「ハァーハ、ハァーハ」とやっとふとんを出し入れしていましたが、ふと気が付くと、鼻歌を唄ってふとんの上げ下ろしをしている自分に、「あらっ」とびっくりしていました。いまではふとんの上げ下ろしも大丈夫。

以前、犬の散歩から帰ってくると、いつも犬より私の方が「ヘェーヘェーヘェ」と息を切らしていましたが、気分がよかったので、犬の散歩に出かけてみました。すると、以前のコースよりも遠回りをしていることに気付き、犬に「あら、こんな所まできちゃったね」なんて、話しかけているくらい、体が楽になり、犬もきっと喜んでくれたと思います。落ち込み、気分もすぐれずにいた今までの毎日がウソのようです。なぜか体がすごーく楽になり、血圧も下がってきています。外へ出るのもイヤ、人と会うのもイヤという気持ちが消えて、早く春が来ないかなぁー、外出が楽しみで仕方ありません。今まで落ち込んでいた自分は何だったんだろうと思います。夜も良く眠れるし、安定剤はもう飲んでいません。このままでいくと、血圧の薬をやめることができるような気がして、何が変化するのかなぁ、と楽しみです。私は本当に良いものに出会うことができて幸せです。これからも、もっともっと良い品を発案してください。

嬉しくて、嬉しくてだまっていられず、乱筆乱文ですが私の気持ちを伝えたくてペンをとりました。一人でも幸せを感じる人が増えますことを願います。突然のお便り申しわけありませんでした。これからもずーっと使わせていただきます。本当にすばらしいシーツありがとうございました。

［追伸］本日八日（土）、病院へ行き、血圧が下がっていたのに驚きました。薬も出ずにルンルンで外へ出て知人に会い、「肌がきれいになったね」と言われ、嬉しくなり、頭周りもすっきり、心もすっきりしました。とっても嬉しいです（平成十五年二月八日・主婦51歳）。

■便通

便通が非常に良くなった（会社社長）。

■睡眠・目覚め

(1) 非常に良く眠れるようになった（会社社長）。

(2) 寝起きがスッキリとして気持ちがよい（会社常務）。

■排尿頻度

夜中にトイレに行く回数が減少した（会社社長）。

■鼻炎

現在九歳になる息子は、三歳児の検診で鼻炎と言われてから、抗生物質により鼻を止めるという処置をすることになり、一週間ごとに耳鼻科へ通院し、お薬をいただくという生活が始まりました。

朝、起きた直後は当然のこと、ひどい時は一日中ズルズルといった具合でした。鼻のかみ過ぎで粘膜を傷め、鼻血が出るということの繰り返しでした。

六歳から幼稚園に通うため、強い薬は眠くなるということと、幼児からの強い薬の常用は体に良くないという私の独断で、薬の回数をかなり減らしてしまいました。

確かに飲んでいる間は、一日中止まらなかった鼻も止まりましたが、頭痛を訴えたことも、服用を止める理由の一つでした。その後は、ひどいときにだけ、通院して薬をいただくという形をとるようになりました。

平成十四年にシーツ（敷布）のことを知り、このまま薬を続けるよりは、マイナスイオンによる効果に期待する方がと思い、試み始めました。

その晩の寝付きの良いのには驚きました。かなり寝相の悪い子ですが、すぐに寝入りました。翌朝は、今までのようなズルズルいうひどい鼻がかなり減り、三日目には一日中鼻をかむことも、鼻で大騒ぎすることもなくなりました。

本人も、「ハナがスッキリしている」「体が軽い」「フワフワした暖かさがある」「朝スッキリ起きられるんだよ」というほどでした。

鼻がなくなったため、鼻をかむことがないので鼻血も止まり、便秘がちの子だったのですが、それさえも治りました。なお、鼻炎に関しては、かかりつけの医師には「二回の手術で治る」と言われていましたが、もう医師のところへ行かなくてもよくなってしまいました。本当にありがたく思います。たくさんの方々がこのシーツを使われると良いと思っております。

（桐生市・主婦・横山みゆきさん）

■便通・鎮痛

先日送っていただいたシーツは約一週間使わせていただきました。

私は便がやわらかくなり、睡眠時間が一時間ばかり伸びたように思います。

家内は、三ヶ月ぐらい前に前のめりに転んで、その時打った左胸部が、シーツを使用するまでは寝返りをうつ際に痛んでいたのが、一週間で、寝返っても痛まなくなって喜んでいます。

また、便秘がちであったものが、お通じがよくなったようです（染織会社　社長）。

■睡眠

私は、四十年前に、あるマイナスイオン治療器の製造販売元の社長として、東京・有楽町で会社経営をしていました。

終戦の折、天皇陛下の玉音盤の技術者として九〇余りの特許を持っていらした、故・坪田耕一先生にお願いして製品化しましたが、旧厚生省の認可まで二年もかかりました。

そういう経歴を経たものですから、マイナスイオンの効果を誰よりも知っていると、私は思っています。つまり、当時、私はマイナスイオンの専門家の一人だったのです。その後、絵の世界に身を投じることになったため、長らくマイナスイオンを忘れていました。このたび、長年その誠実な人柄に感動しておりますK氏から、シーツを勧められました。一晩使用して、翌朝「よく眠れるわね、驚いたわ！」と主人と顔を見合せてしまいました。このシーツを家族や知人二〇人位に勧めましたが、その方々の健康状態に応じて、資料通りの効果が上がっていきます。そして感謝されています。「人々の健やかな幸せにお役に立つ」このシーツの普及・ご発展を心より願っております（龍　敬子さん）。

■温暖感・血糖値

昨年知人からシーツを頂戴しました。マイナスイオンが出て安眠できるという効能が特徴とのことでしたが、ざらざらした感触のため「安眠どころか、寝つけないのでは」という感じで、しばらくはタンスにしまったままでした。

汗ばむ季節となって、試しに使ってみようかとシーツを取り出してみたところ、この季節にはざらざら感が快適なのです。元来、寝つきは悪い方ではありませんが、ざらざら感がさらさら感に変わり、快適に夏場を過ごすことができました。ところが、それが癖になって、寒さを感じる頃になっても、このシーツがやめられなくなり、冬場は冬場で別の効果が現れたのです。毎年使っている電気毛布は、乾燥が激しく喉が渇くのですが、このシーツは床に入るとすぐに足元がポカポカしてきて、身体が暖まるのです。お蔭で電気毛布は出番がなくなり、喉の渇きも解消です。

科学的な理屈はわかりませんが、ちょうどこのシーツを使い始めて以来、生活態度も変えていないのに、血糖値が二三〇から一三〇に下がったのも不思議です（東京・会社経営者）。

［参考］

ここに引用させていただいた報告と一部重複するところもありますが、「壮快」という健康雑誌が、シーツの使用者からの反響を、十五頁にわたって掲載しています。

「壮快」（寝るだけで血糖値、血圧、肝機能値が即正常化した！　大イビキ・無呼吸症が消えた魔法のシーツ）マキノ出版（二〇〇四年二月号）。

「低線量率放射線ホルミシス療法」

民間航空機のパイロットなどの乗員は、地上にいる人に比べて、平均して三〜四ミリシーベルト／年ほど余計に放射線を被浴しているとされます。すでに述べた通り、服部禎男博士（電力中央研究所名誉特別顧問）は、「放射線ホルミシス」について、「からだのどこかに一〇〇ミリシーベルトの電離放射線が当てられたことによって、そこに何兆個もの電子やイオンが発生すること」にこの現象の発端があると解説されています。ですから、航空機の乗員が飛行中に被浴する程度の放射線（線量率および年間の積算線量）などは、何ら顧慮する必要はありません。ところが、根拠のない直線仮説に基づいた法律に惑わされて、航空機の乗員組合は、これに憂慮を示し、会社や当局に対応を迫っています。これもまた正しい情報が与えられていないために、まさに「正しく怖がる」ことができず、見当違いの主張にエネルギーを浪費する結果を招いている一例だと言えます。現在の地球は、生物にとって本質的に「放射線欠乏状態」にあるわけですから、たとえ三〜四ミリシーベルト／年の増加であっても、むしろ喜ばしいことだと肯定的に考えるべきでしょう。

航空会社の人は、何か月にもわたり宇宙ステーションで働いている人たちは一体どうなのかを考えてみるべきです。とうの昔にNASAは宇宙ステーション内の放射線が人間に害を与えるようなレベルではないことを承知しています。だからこそ、アポロ計画以降のさまざまなプロジェクトが推進できたのです。

繰り返しになりますが、「高線量率の放射線を短時間で照射すること」（従来の放射線治療）と「低線量率の放射線を時間をかけてじわじわと照射すること」（低線量率放射線ホルミシス療法）では、まったく異なった結果となるのです。この点を正しく認識していただくことが最も重要です。

夢の実現へ向けて

さて、「パウダーS」には微量の放射線を出す希土類《きどるい》鉱物（レアアース）が含まれています。ここで「微量の」というのは、どの程度の値なのでしょうか。果たして「放射線ホルミシス現象」が見られるのでしょうか?

第八章（六六頁）でも触れたように、例えば「パウダーS」によるシーツ（敷布）を五ミリ離れた位置で測定すると、約〇・〇六マイクロシーベルト／時という値を示しますので、距離をおかずにシーツに直接接触する位置では、約〇・一マイクロシーベルト／時程度の放射が確認できるはずです（マイクロシーベルトは、シーベルトの百万分の一、ミリシーベルトの千分の一の単位）。

一日の睡眠時間が平均八時間の人が、一年間このシーツを使ったとすると、約〇・三ミリシーベルト／年ほど、他の人に比べて余計に放射線を被浴する計算になります（〇・一×八時間×三六五日）。この〇・三ミリシーベルトの増加をどう考えるべきでしょうか。

一人当たりの自然放射線量／年（世界平均）が、約二・四ミリシーベルトだとされています。〇・三ミリシーベルトはその八分の一に過ぎません。ラッキー博士などが理想と考える年間量が自然放射線量の百倍余です。ですから、残念ながら「パウダーS」だけで、これまでに述べてきたような意味での「放射線ホルミシス効果」を作りだすことはできない計算になります。

世界平均で約二・四ミリシーベルトとされる一人当たりの年間の自然放射線量も、その由来を詳しく求めると、「宇宙」「大地」「食物」「吸入（主にラドン）」などに別れます。個々の内訳は資料によって多少のばらつきはありますが、左記にその一例を挙げます（単位はミリシーベルト）。

● 宇宙から…〇・四
● 大地から…〇・五
● 食物から…〇・三
● 吸入………一・二（主にラドン）

「パウダーS」のシーツを、一日当たり平均八時間の睡眠で一年間使用したときの被浴量（〇・三ミリシーベルト）が、私たちが一年間に摂取する食物に由来する放射線の量とほぼ同じであることがわかります。必須ミネラルとして体内に摂取されている天然カリウムのうち約一万分の一が放射性カリウム四〇で、そのため体内では毎秒三、〇〇〇個のベータ粒子が発生し、これらがほぼ二五〇個ずつの細胞を貫通し、エネルギーを使い果たして消滅するということを繰り返しています。今のこの瞬間にも、毎秒三、〇〇〇個のベータ粒子それぞれが、約二五〇個ずつの細胞を通り抜けているわけですから、体内では毎秒七五万個の細胞が被浴していることになります。放射線は外部から来るものと考えられがちですが、体内にもベータ粒子（ベータ線）の発生源があることに注意してください。

シーツと食物に由来する放射線（いずれも〇・三ミリシーベルト／年）は、一人当たりの世界平均の自然放射線（二・四ミリシーベルト／年）の一三％弱に相当します。この一三％ほどの増加をどう評価すべきでしょうか。シーツを敷いて寝るだけで、体内の放射性カリウムに相当する量が、いわば労せずしてもたらされるわけですから、「放射線欠乏症」とされている私たちには大きな恩恵だとすべきでしょう。この一点だけを採り上げても、革新的技術者K氏の着想は高く評価されるべきだと、多くの人が考えています。

「パウダーS」のシーツに関して、「ぐっすり眠れる」「いびきが減る」に始まり、「血糖値が下がる」といった使用者からの広範囲にわたる多数の報告例があるということを、もはや無視したり、否定したりすることは不可能です。

私たちはマイナスイオンを体内に摂り入れていますが、そのうちの大半が呼吸器（肺）から血流の中に入ります。また、一般常識に反して、皮膚を経由して体内に入る酸素の量は微量に過ぎません。基本的に人間は両生（棲）類などとは異なり、皮膚による外呼吸（皮膚呼吸）[注1]には依存していません。ウエットスーツを着て、長時間スキューバダイビングをしても窒息しないことをみてもわかります。

しかし、ここでユニークであったのは「パウダーS」を寝具であるシーツ（敷布）に使うというK氏の発想です。シーツであれば、最短の距離から全身にマイナスイオン浴の効果を作ることができ、遠赤外線も照射することができます。しかも、睡眠時間（就寝時間）は、八時間とか十時間にもなるわけですから、その間絶え間なくマイナスイオンと遠赤外線が供給されることにな

(1) ヒトでは、外呼吸（皮膚呼吸）は呼吸量全体の一％以下。表皮の薄いところに限り、体表と表皮下の毛細血管との間で、酸素や二酸化炭素が交換されている。しかし、微量であるため、ヒトでは実質的に皮膚呼吸はないに等しい。全身にペンキや金粉を塗ると障害が起こるとされるが、発汗作用が妨害されて体温調節ができなくなるために生じる変調と推定される。

ります。コマーシャル風に言えば「ぐっすり朝まで森林浴」「お休み中に温泉治療」ということになるのでしょうか。

何でもないようにも思えますが、シーツ（敷布）を使うという発想が卓越している点は、

(1) 接触面積という点で身体最大の器官である皮膚を全面的に利用できる、

(2) 全身にくまなく遠赤外線が照射され、マイナスイオンが呼吸器に近いところで、広い面積にわたって発生する、

(3) 睡眠という行為は、例外なく毎日反復されるものであり、無意識のうちに長時間（平均八時間）にわたり、マイナスイオン効果、遠赤外線効果、また「放射線ホルミシス効果」が継続する、

という点にあるのです。努力を払わず、最大限の効率が得られるとも言えましょう。

就寝中だけではなく、昼間も「パウダーS」の恩恵にあずかりたいという声も当然あがっています。適用用途の拡大です。こういう要求を満たすとすれば、例えばショールのようなもの、あるいは肩かけ、マフラーといった形式が考えられますし、旅行用には小型の膝かけが適切かもしれません。自動車、列車、航空機の座席の背もたれに掛けて使うこともできます。

室内作業用には、簡単に羽織れるベスト（チョッキ）とか、手首、足首などに装着するサポーターなども試作されていて、いずれもがなかなか好評なようです。

室内で相対的に大きな面積を占めるカーテン地という用途もあります。

こうして生活空間をできるだけ「パウダーS」の作用で満たしてやることで、稔合的に健康効果が高められると考えられます。

こうしたさまざまなアイデアが、いまや破滅的な行き詰りを見せている医療保険制度の負担軽減への突破口を開いてくれないか、と考えるのは、単に革新的技術者K氏ただ一人ではないはずです。

明るい明日を

現在の人類の直接的な祖先は、約二〇〇万年前に生まれたといわれます。人類に先立って進化の道筋を歩んだ生物は、三五億年という長い歴史を経ています。その間、生物は放射線と共存しつつ進化し、現在に至っています。ですから、人間をはじめ、すべての生物が微量の放射線の存在を前提として生き、これを刺激として活用していてもまったく驚くにはあたりません。

私たちは今、「放射線ホルミシス療法」が広く一般に普及し、数々の難病の克服に貢献する日が近いことを確信しています。

新たな時代を迎えようとする今、本書が、読者の皆さまに、こういった新しい切り口から放射線を考えるきっかけを提供し、それにより医療の将来に明るい希望を抱いていただけることになれば、これに過ぎる幸いはありません。

【参考文献】

●T・D・ラッキー著、松平寛通監訳『放射線ホルミシス—微量放射線の生物刺激効果—』ソフトサイエンス社（一九九〇年）
●服部禎男『動物実験データなどからみた放射線ホルミシス効果—セミナー「低レベル放射線の健康効果」テキスト』国際広報企画（二〇〇〇年）
●服部禎男『放射線ホルミシス研究の成果と今後の計画』エネルギーレビュー（一九九四年四月）
●服部禎男『低線量放射線（ラドン温泉）の健康効果 — 放射線ホルミシス』講演資料（一九九九年）
●近藤宗平『人は放射線になぜ弱いか（第3版）—少しの放射線は心配無用』講談社ブルーバックス（一九九八年）
●舘野之男『放射線と健康』岩波新書（二〇〇一年）
●佐藤満彦『〝放射能〟は怖いのか—放射線生物学の基礎』文春新書一七七（二〇〇一年）
●日本ホルミシス療法研究会編『玉川温泉の北投石—驚異的治癒力の記録』日正出版（二〇〇四年）
●「財界」（ゆかいな仲間—低線量放射線で難病の進行を止めるぞ！の仲間）財界研究所（二〇〇一年十月九日号）
●服部禎男「微量の放射線は細胞を活性化させます」財界（二〇〇二年一月一日号）
●水木 楊「日本発 トップを切る科学者たち」チクマ秀版社（二〇〇一年）
●服部禎男「人類の滅亡を救うのは日本の責務だ—超小型炉開発に秘められた可能性」月刊 電気情報（二〇〇一年三月号）
●服部禎男「テクノロジーの先駆者〈究極の安全性を備えた小型原子炉を目指す〉」フォーブス（二〇〇二年十一月号）
●喰代《はおじろ》栄一『魂の記憶—宇宙はあなたのすべてを覚えている』日本教文社（二〇〇三年）
●桜井 弘『元素一一一の新知識』講談社ブルーバックス（一九九七年）
●藤野 薫編『マイナスイオン ハンドブック』せせらぎ出版（二〇〇二年）
●藤野 薫 訳編『レーナルトの原論文・学会発表を検証する—「レーナルト効果」（滝の電気的現象）』非売品（二〇〇〇年）
●「壮快」（寝るだけで血糖値、血圧、肝機能値が即正常化した！ 大イビキ・無呼吸症が消えた魔法のシーツ）マキノ出版（二〇〇四年二月号）

●本書の内容につき、ご質問、ご意見、お問い合わせ事項等がありましたら、せせらぎ出版編集部にご遠慮なくお申し越しください。

〒五三〇−〇〇四三
大阪市北区天満一−六−八　六甲天満ビル10階
[電　話]〇六−六三五七−六九一六
[ＦＡＸ]〇六−六三五七−九二七九
[Ｅ−メール]info@seseragi-s.com

＊編著者プロフィール

藤野　薫（ふじの かおる）

1935年大阪市生まれ。1959年大阪外国語大学フランス語学科卒。
［著作・翻訳書］
（音楽関係図書）H.クロッツ『オルガンのすべて』、V.ルーカス『オルガンの名曲』（共訳）、V.ルーカス『現代のオルガン音楽』、R.デイヴィス『オルガニスト・マニュアル』（以上、パックスアーレン刊）、ほか
（印刷関係図書）M.リンブルグ『コンピュータ・トゥ・プレート技術の要点』、J.P.クラウチ『入門 フレキソ印刷』（以上、印刷之世界社刊）、F.J.ロマーノ『絵で見る欧文組版百科』（日本軽印刷工業会刊）、『便覧 文字組みの基準』（日本印刷技術協会刊）、ほか
（一般分野）P.フラナガン『解き明かされた〈不老の水〉』（ドリーム書房刊）、編著『マイナスイオンハンドブック』（せせらぎ出版刊）、ほか

※本書は2004年4月に初版を発行した『放射線ホルミシスの話』を改装したもので、内容は変わりません。

改装版　放射線ホルミシスの話
－身体が身体を治す細胞内自発治癒の時代が来た－

2023年6月1日　初版第1刷発行

編著者　藤野　薫

発行者　岩本恵三

発行所　せせらぎ出版
〒530-0043　大阪市北区天満1-6-8 六甲天満ビル10階
TEL. 06-0357-6916　FAX. 06-6357-9279
印刷・製本所　株式会社関西共同印刷所

 ISBN978-4-88416-295-5